帰してはいけない外来患者

編集
前野哲博
筑波大学医学医療系地域医療教育学 教授

松村真司
松村医院 院長

医学書院

帰してはいけない外来患者

発　行	2012年2月1日　第1版第1刷Ⓒ
	2015年9月1日　第1版第7刷

編　集　前野哲博・松村真司
発行者　株式会社　医学書院
　　　　代表取締役　金原　優
　　　　〒113-8719　東京都文京区本郷1-28-23
　　　　電話　03-3817-5600(社内案内)

印刷・製本　大日本法令印刷

本書の複製権・翻訳権・上映権・譲渡権・公衆送信権(送信可能化権を含む)は㈱医学書院が保有します.

ISBN978-4-260-01494-6

本書を無断で複製する行為(複写,スキャン,デジタルデータ化など)は,「私的使用のための複製」など著作権法上の限られた例外を除き禁じられています.大学,病院,診療所,企業などにおいて,業務上使用する目的(診療,研究活動を含む)で上記の行為を行うことは,その使用範囲が内部的であっても,私的使用には該当せず,違法です.また私的使用に該当する場合であっても,代行業者等の第三者に依頼して上記の行為を行うことは違法となります.

JCOPY　〈出版者著作権管理機構　委託出版物〉
本書の無断複製は著作権法上での例外を除き禁じられています.複製される場合は,そのつど事前に,出版者著作権管理機構(電話 03-3513-6969, FAX 03-3513-6979, info@jcopy.or.jp)の許諾を得てください.

執筆者一覧 (50音順)

有田卓人	聖隷浜松病院 総合診療内科
五十野博基	筑波大学附属病院 総合診療科
伊藤　慎	筑波大学附属病院 総合診療科
小曽根早知子	筑波大学附属病院 総合診療科 病院講師
菅野哲也	荒川生協診療所 所長
木下賢輔	水戸協同病院 総合診療科
木村洋輔	筑波大学附属病院 総合診療科
齋藤雄之	独立行政法人国立病院機構東京医療センター 総合内科
鈴木広道	筑波メディカルセンター病院 総合診療科
千嶋　巌	医療法人 健育会西伊豆病院 内科
廣瀬知人	筑波メディカルセンター病院 総合診療科
廣瀬由美	筑波大学附属病院 総合診療科
前野哲博	筑波大学 医学医療系 地域医療教育学 教授
松田洋祐	筑波大学附属病院 総合診療科
松村真司	松村医院 院長
水品百恵	前 独立行政法人国立病院機構東京医療センター 総合内科
森本泰治	独立行政法人国立病院機構栃木病院 内科
矢吹　拓	独立行政法人国立病院機構栃木病院 内科
山田康博	独立行政法人国立病院機構東京医療センター 総合内科

まえがき

「この患者さん，何で帰したんだ！」外来診療にかかわり始めたばかりの頃，指導医にこう叱られて，訳もわからずつらい思いをした経験はないだろうか．

外来と病棟とでは，患者層も，求められる医療も違う．にもかかわらず，医師養成のプロセスにおいて，外来診療についてしっかりしたトレーニングを受ける機会はきわめて少ないのが現状である．病棟中心の研修しか経験がないのに，初期研修を終えて後期研修に入ったとたん，指導医に「何かあったら相談してね」とだけいわれて，いきなり1人で外来に放り出されることも多い．

このやり方でも，たくさん数をこなしていけばそのうちに実力がつく，と思うかもしれない．もちろんそれは事実であるが，きちんとした外来診療能力を身につけるには，それだけでは不十分である．まず，外来は軽症患者が圧倒的に多いので，一生かかっても「帰してはいけない患者」をまんべんなく経験できるとは限らない．また，たとえ不適切な診療であったとしても，きちんとしたフィードバックがかからなければ改善されることはない．たとえば，致死的な転帰をとる可能性が10％ある患者が受診したとする．もちろんこれは「帰してはいけない患者」であるわけだが，それに気づかずにそのまま帰しても90％は大事に至らないわけだから，幸い何もなかった場合に「本当は帰してはいけなかった」ことに気づかないまま終わってしまう．つまり，自分1人で診療を完結できる外来診療において，「何かあったら上級医に相談する」というスタイルでは，外来診療能力で最も重要な「『何かあったら』を見逃さないセンス」を磨くことは難しい．

外来の能力を磨く一番よい方法は，1例1例，その思考プロセスについて丹念に指導を受けることに尽きる．ただ，残念ながらそれを十分に実施できる施設は限られている．そこで，外来診療のminimum requirementともいえる「帰してはいけない患者を帰さない」ことにフォーカスを絞り，多くの症例に共通するgeneral ruleのエッセンスを本にまとめたら，初めて外来を担当する後期研修医の役に立つのではないか──これが本書のコンセプトである．

＊

本書は，第1章：総論，第2章：症候別の各論，第3章：事例紹介，の3章から構成されている．第1章では，外来診療という状況設定を意識した臨床決断について，実践的な臨床医の思考回路を記述した．なお本書では，臨床推論でよく用いら

れる「仮説演繹法」や「ヒューリスティック」などの用語はできるだけ使わず，可能な限り平易な言葉で置き換えるように努めた．これは，初学者にとって直感的に理解しづらい用語が，臨床推論が敬遠される一因となっている，という筆者の実感に基づくものである．そのため，一部学問的に正確な記述になっていないところがあるが，その点については成書を参照していただければ幸いである．

　第2章は日常診療で遭遇する可能性の高い症候の「帰してはいけない」ポイントについて，それぞれの general rule が見開き2ページに収まるように簡潔にまとめられている．第3章は「帰してはいけない」症例の事例集である．現場の臨場感を生かせるように，後期研修医と指導医の会話形式でまとめた．執筆は，後期研修医時代の記憶も新しく，現在臨床の第一線で活躍しておられる若手の先生にお願いした．内容はいずれもきわめて重要な clinical pearl ばかりであり，これから外来を始める後期研修医は，ぜひ本書を活用して，外来診療のセンスを磨いてほしい．

*

　本書の編集にあたっては，外来を始めたばかりの後期研修医がすぐに使えるように，徹底的に実践的に，そして多少厳密性を欠く部分があっても，ポイントを簡潔明瞭に記載することを心がけた．筆者自身，ドキドキしながら外来デビューを果たした日を思い出しながら，そのころの自分に教えるつもりで作業にあたった．外来診療のエッセンスを凝縮した実践書である本書は，後期研修医以外にも，これまで適切なトレーニングを受ける機会が乏しかった医師，これから外来診療を学ぶ学生・研修医，それから指導医の研修指導にも役立つものと考えている．本書が，外来にかかわるすべての医師のスキルアップに少しでもお役に立てば幸いである．

2012年1月

前野哲博

目　次

まえがき　　　　　　　　　　　　　　　前野哲博　　v

第1章
外来で使える general rule　　前野哲博　1

- ❶ 外来診療に求められる臨床決断　　　2
- ❷ 臨床決断のプロセス　　　5
- ❸ 外来における臨床決断の進め方　　　23
- ❹ 帰してはいけない general rule　　　26

第2章
症候別 general rule　　　31

- 全身倦怠感　　　齋藤雄之　32
- 体重減少　　　廣瀬由美　34
- 食欲不振　　　伊藤 慎・廣瀬由美　36
- 咽頭痛　　　松田洋祐　38
- リンパ節腫脹　　　矢吹 拓　40
- 浮腫　　　廣瀬知人　42
- 発疹　　　齋藤雄之　44
- 発熱　　　齋藤雄之　46
- 頭痛　　　矢吹 拓　48
- めまい　　　小曽根早知子　50
- 失神　　　伊藤 慎　52
- 意識障害　　　廣瀬知人　54

- 視力障害・視野狭窄・眼の充血　木村洋輔　56
- 胸痛　廣瀬知人　58
- 動悸　小曽根早知子　60
- 呼吸困難　森本泰治　62
- 咳・痰　矢吹 拓　64
- 吐血・下血　矢吹 拓　66
- 嘔気・嘔吐　山田康博　68
- 腹痛・胸やけ　齋藤雄之　70
- 便秘・下痢　山田康博　72
- 腰背部痛　松田洋祐　74
- 歩行障害　山田康博　76
- 四肢のしびれ　齋藤雄之　78
- 肉眼的血尿　松田洋祐　80
- 排尿困難・尿失禁　小曽根早知子　82
- 不安・うつなどの精神症状　木村洋輔　84

第3章
ケースブック　87

Case 1	15歳男性, 歩行障害＋尿閉	これって本当に熱中症？	木村洋輔　88
Case 2	15歳女性, 胸痛＋発熱	乙女の胸痛，それは恋？	五十野博基　93
Case 3	24歳女性, 過換気	よくある過換気症候群だと思ったのに…	矢吹 拓　98
Case 4	24歳女性, 発熱＋嘔吐	胃腸炎はごみ箱診断	廣瀬知人　102
Case 5	25歳女性, 失神	女性をみたら…	矢吹 拓　106
Case 6	28歳男性, 頭痛	あるものが見えない？	齋藤雄之　110
Case 7	28歳女性, 嘔吐＋体重減少	神経性食欲不振症の既往あり	廣瀬由美　113
Case 8	29歳女性, 腹痛＋嘔吐	多忙な女性の腹痛は？	松田洋祐　117
Case 9	30歳女性, 発熱＋意識障害	月経中の発熱をみたら…	水品百恵　122
Case 10	36歳男性, 嘔気＋眼の充血	バングラデシュ人は眼が赤い？	菅野哲也　126
Case 11	47歳男性, 腹痛＋血尿	追っ払いたい酔っ払い	菅野哲也　130

Case 12	51歳男性, 咽頭痛＋発熱	咽頭痛でのどに所見がなかったら？	齋藤雄之	134
Case 13	58歳女性, 動悸＋倦怠感	バイタルサインの異常は基本に帰ろう！	木下賢輔	137
Case 14	66歳男性, 嘔吐	だってみんなと一緒だし	山田康博	141
Case 15	67歳男性, 歩行障害	はっきりしない脱力感	小曽根早知子	145
Case 16	67歳女性, 咳	患者の自己診断を鵜呑みにして大丈夫？	小曽根早知子	148
Case 17	69歳女性, 頭部外傷	ちょっと一服，世間話でも	五十野博基	151
Case 18	70歳男性, 頻脈	なんでドキドキ？	千嶋 巌	155
Case 19	74歳男性, 便秘	ただの便秘と侮るなかれ	水品百恵	159
Case 20	75歳男性, 発熱＋腰痛	ぎっくり腰なんでしょ？	廣瀬由美	162
Case 21	76歳男性, 失神	本当に普通の便？	廣瀬知人	166
Case 22	77歳女性, 肩こり	初めての肩こり？	水品百恵	170
Case 23	78歳男性, 側腹部痛	いつもの尿路結石？	山田康博	173
Case 24	78歳男性, 発熱	ちゃんとみましたか？	千嶋 巌	176
Case 25	80歳男性, めまい	危険なめまい	廣瀬由美	180
Case 26	80歳女性, 全身倦怠感	倦怠感だけじゃない	山田康博	184
Case 27	82歳女性, 嘔吐	頭部打撲による嘔吐？	廣瀬由美	187
Case 28	85歳女性, 両下腿浮腫	思い込んだら，まっしぐら	有田卓人・鈴木広道	192
Case 29	82歳女性, 嚥下困難	よく噛んで味わおう	五十野博基	195
Case 30	84歳女性, 呼吸困難	高齢者の非特異的症状の原因は？	矢吹 拓	199
Case 31	88歳女性, 食欲不振	痛いなんて言ってなかったのに…	矢吹 拓	203

あとがき	松村真司	207
第3章 ケースブック 診断名一覧		209
索引		211

column

1. 外来看護師とのコミュニケーション　矢吹 拓　92
2. 怒られないコンサルテーション　前野哲博　97
3. 3，4年目は青かった…　小曽根早知子　101
4. 女性をみたら妊娠と思え　松村真司　109
5. 毎回聴診すべき？　矢吹 拓　116
6. 診察中にPHSが鳴ったら…　矢吹 拓　121
7. 親同伴の女子高生に妊娠歴を聞くには　前野哲博　125
8. タメ口？ 敬語？　矢吹 拓　129
9. 普段は2合，ときどき3合　前野哲博　133
10. 服の上から血圧測定OK？　矢吹 拓　140
11. 忙しいときも暇なときも同じように　松村真司　144
12. 医師頼みより神頼み？　前野哲博　147
13. 体調管理とカンの鈍り　松村真司　154
14. 忙しいときほど丁寧に　矢吹 拓　158
15. 医師の服装はどうあるべき？　矢吹 拓　161
16. 全身をみてもらっていると思っている　小曽根早知子　165
17. 高齢者の「ああ，そうですか」はあてにならない　小曽根早知子　172
18. 「飲んでる薬は白くて丸くて小さい粒なんです」　松村真司　183
19. 認知症は思いのほか多い　松村真司　191
20. 「外に家族が待っていませんか？」　小曽根早知子　198
21. 帰してしまった患者さんを呼び戻す法　松村真司　202
22. 高齢者のパンツは脱がせろ　松村真司　205

イラスト　たむらかずみ
装丁　糟谷一穂

第1章
外来で使える general rule

外来診療に求められる臨床決断

　医師としてのトレーニングは，主に病棟で行われている．とくに初期研修では，外来診療についてマンツーマンの教育を受けられる機会はきわめて少ない．

　ところが，後期研修に入ったとたん，いきなり外来枠を任されて，戸惑った経験を持つレジデントも多いのではないだろうか．実際やってみると，病棟とは何か勝手が違う．訴えも多様でよくわからないし，初回で診断がつかなかった患者をどうやってマネジメントしていいのかわからない．外来診療が終わると，入院にならない限り患者は家に帰ってしまうので(当たり前だが)，後で指導医にみてもらうこともできない．はたして，自信を持って外来診療をこなせるようになるには，どのような診療能力が必要なのだろうか？

　本章では，外来診療の特徴と，外来特有の臨床決断の思考ロジックについて述べる．

● 病棟と外来の違い

　外来診療と病棟診療とは，いろいろな点で大きく異なる(表1)．
　病棟診療はほとんどの場合，明確に診断(しかも入院適応のある重症疾患)がつい

表1　外来診療と病棟診療の違い

	病棟診療	外来診療(初診)
主な目的	治療＞診断	診断＞治療
確定診断	ほとんどついている	ついていない
疾患の重症度	重症が多い	軽症が多い
緊急性	高いことが多い	低いことが多いが，一部緊急例が存在
器質・非器質疾患	ほぼ器質疾患	約半数は非器質疾患
予想外の事態への対応	すぐに可能	医療機関へのアクセスに時間がかかる
マネジメント	医療専門職が頻回の観察・治療管理を行う	自宅における患者・家族の観察・行動に委ねる
診療時間	一般に比較的時間があり，頻回に(毎日)可能	一般にきわめて短時間で，間隔も長い

てから，その情報を携えて入院してくる．したがって，アセスメントに迷いもないし，治療方針も明確に決められる．それに対して，外来診療（初診）は，患者がどんな疾患を持っているか，実際に会ってみるまで全くわからないし，初診時に診断がつくとも限らない．重症度もさまざまで，次に診察室に入ってくる患者は，単なる経過観察でよいかもしれないし，緊急入院が必要な患者かもしれない．この予測不能性が，外来診療の大きな特徴である．

さらに，外来診療は，病棟診療に比べてさまざまな制約がある．一度帰宅させてしまうと，次回受診するまで医療者の目が届かないので，何かイベントが起きても十分に対応できないかもしれない．あるいは，予約してもキャンセルして受診しないかもしれない．しかし，だからといって「何かあったら心配だから」という漠然とした理由だけで入院させることもできない．より確実な証拠が欲しくても，検査結果は1週間後でないとわからない──そのような状況下で，外来担当医は，この患者を帰してもいいのか，帰すとしたらいつ再診させるのか，といった決断を下していかなければならない．

このように，病棟診療と外来診療は，シチュエーションも求められる診療能力も異なる．したがって，「すでに誰かが"帰してはいけない"と判断して入院させた患者」を病棟で受け持つだけでは，外来診療に必要なスキルを身につけることはできない．あくまで外来の状況設定で，外来特有の思考ロジックを学ぶことが必要になる．

● 診断へのアプローチ

診断へのアプローチを事件の犯人逮捕にたとえるとすれば，その方法は大きく分けて2つある．まず真犯人とおぼしき容疑者を挙げて，その容疑者のアリバイは？ 犯行の動機はあるか？ というように，その証拠を固めていくやり方である．もう1つは，土地勘のある人間，左利き…というように，犯人の条件を挙げて容疑者を絞り込んでいき，最後に真犯人を特定するやり方である．

前者の，まず考えられる診断名を1つ挙げて，それを検証していくやり方にはさまざまなメリットとデメリットがある．メリットとしては，一発で決まれば最短距離で診断がつくので，よけいな検査を行うことなく，すぐに治療に移れることである．ズバリと診断が当たれば，医師にとって気持ちいいし，何といってもカッコいい．看護師からも患者からも，尊敬の眼差しでみてもらえるかもしれない．

ただ，このやり方には危険なところもある．最初の一発で当たればよいが，それ

を外した場合，正しい診断に至るまで無駄な遠回りをすることになるし，外来担当医が正しい診断を想起できなかったら，いつまで経っても診断がつけられない．また，診断仮説がひらめきや過去の経験に左右されやすいうえ，「診断はこれだ！」と思い込んでしまうと，その診断では説明できない情報があるのに，それを軽視したり，無理にこじつけようとしたりして，結果として判断を誤る危険をはらんでいる．そもそも，初診時に診断がつかないことも多い．

一方，臨床情報を並べて，鑑別診断リストの中から診断を絞り込んでいくやり方は，確実に網を絞っていくことで見逃しを減らせること，ピンポイントで診断がつかなくても，「だいたいこの範囲に答えはあるだろう」あるいは「少なくともこの中に緊急性の高い疾患はないだろう」という当たりをつけられるメリットがある．その一方で，効率よく絞り込んでいかないと，最終診断がつくまでに時間がかかり，手間が増えるというデメリットがある．

外来診療では，症例に応じて両者を使い分けることになる．たとえば，帯状疱疹の典型例のように，見ただけで診断がついてしまう場合(snap diagnosisと呼ばれる)もあるし，なかなか診断がつかず，数多くの鑑別診断リストを1つひとつ，しらみつぶしに調べていかざるをえない場合もある．要は，どちらのやり方が優れているというわけではなく，外来担当医は，どちらからでもアプローチできるスキルを持ち，必要に応じて使い分けられるようにならなければならない．

実際に最もよく用いられるのは，両者を組み合わせる方法である．つまり，病歴・身体所見などの臨床情報から診断の鍵になる情報をピックアップして，それをキーワードに鑑別診断を数個程度に絞り込んでから，それを1つずつ検証していくというスタイルである．詳細は後述するが，このやり方は，効率と確実性を兼ね備えた方法であり，これから外来診療に臨むレジデントは，まずこの思考法に習熟することが上達の近道である．

● 外来診療における「決断」

医学生が受ける試験問題は，問題文を読めば(設問に答えられるかどうかは別として)どんな疾患の症例かはたいていわかる．初期研修医時代に病棟で受け持つ患者も，ほとんどは入院前に診断がついている．その確定診断を踏まえてマネジメントを考えればよいわけで，比較的見通しが立てやすい．

その一方で，外来診療では，受診時は診断がついておらず，しかも初回外来では診断が確定しないケースも多い．それでも，「帰せるかどうか」という決断は必ず

下さなければならない．この決断なしには外来診療は終われないわけで，外来担当医は，診断がつく・つかないにかかわらず，その場で必ず「帰せるかどうか」を決めなければならない．つまり，本書のタイトルである『帰してはいけない外来患者』をきちんと見極められることは，外来診療の minimum requirement ともいえる，きわめて重要な能力である．

● 外来診療の「極意」は？

　ここまで外来診療の特徴と臨床決断の考え方について述べてきたが，外来診療の「極意」をひと言でいうと，「忙しい外来で，効率よく診断を絞り込んでいく．そして，たとえ診断がつかなくても，『帰してはいけない患者』を見逃さない」ことである．本書では，このコンセプトに沿って，外来診療における症候診断の基本的な考え方と，それを忙しい外来で実践するためのスキルについて解説していく．

② 臨床決断のプロセス

　多くの場合，外来における臨床決断は，①情報収集，②解釈，③鑑別診断リストの作成，④診断の絞り込み，⑤臨床決断，の順で進められる．この項では，それぞれのプロセスについて詳しく述べる．

● 情報収集

もれなく情報を集めるための「LQQTSFA」

　臨床決断に必要な情報は症例によって異なるが，どの主訴であっても，表2の7項目を意識して病歴を取ることで，大きな聞き漏らしなく，網羅的に情報を集めることができる．

　この LQQTSFA 以外に，OPQRST（Onset, Provocation, Quality, Radiation, Severity, Time course）で覚える方法もあるが，基本的なコンセプトは同じなので，どちらでも覚えやすいほうを使えばよい．

表2 LQQTSFA

L	Location	部位
Q	Quality	性状
Q	Quantity	程度
T	Timing	時間経過（発症時期，持続時間，頻度，変化など）
S	Setting	発症状況
F	Factors	寛解・増悪因子
A	Associated symptoms	随伴症状

リアルタイムに鑑別診断を進める

　医療面接の冒頭では開放型質問（open-ended question）を積極的に用い，患者の訴えをしっかり傾聴する——これは，患者との信頼関係構築という点ではとても大切であることはいうまでもない．ただ，患者の話をそのままカルテに書き留めるだけで終わっては，診断をつけるという意味では全く情報が足りない．たとえば，息切れと立ちくらみを主訴に受診した患者に，もし黒色便を認めれば消化管出血を疑う有用な情報であるが，患者からどんなに詳しく症状について話を聞いたとしても，便の性状について患者自ら言及する可能性は低い．

　外来では，患者の話をしっかりと傾聴しながら，同時に頭の中でリアルタイムに鑑別診断リストを動かして，診断の鍵になる情報を整理しておく．そして，患者がひととおり話し終えた後に，要領よくこちらから質問を投げかけて，必要な情報を効率的に集めていく．その後，得られた情報を踏まえて鑑別診断リストを修正して，さらに必要なことを質問する…というサイクルを繰り返して，最終的な病歴を完成させることになる．

　このように，鑑別診断は病歴を集めてから行うものではなく，集めながら行うものである．極端な話，勝負は問診票を見たときからもう始まっている．ただ単に患者の話を聞いて書き留めるのと（いわゆる「御用聞き」である），病歴聴取と同時に鑑別診断を考えながら適切な質問を投げかけるのとでは，病歴情報の深さは全く異なってくる．

「○○がないという情報がある」ことも重要

　診断の分岐点となる重要な情報は，たとえば「発熱がある」「下痢がある」のように，「○○という症状・所見が存在する」という陽性情報だけとは限らない．たとえば「体動時に痛みは増悪しない」というような「（鑑別に挙げた疾患であれば通常認められるはずの）△△が存在しない」という陰性情報も，場合によっては陽

性情報と同じかそれ以上に重要な意味を持つ．「陽性か陰性か情報がない」ことと，「陰性であるという情報がある」こととでは，病歴の価値は全く違う．

　多くの場合，患者が自分から陰性情報について言及することは少ないので，情報を集める際には，こちらから的確に質問して必要な情報を集めなければならない．的確に質問するためには，前述した「病歴を取りながらリアルタイムに鑑別診断を進める」スキルが必要なのはいうまでもない．

現病歴以外の情報を集める

　既往歴，家族歴，生活歴などの情報は，忙しい外来ではついおろそかになりがちであるが，疾患の事前確率を見積もるうえで非常に重要な情報であり，面倒くさがらずにルーチンで集める習慣をつけよう．内服歴は，これまで受けてきた医療の内容を知るうえで重要な手がかりとなるし，アレルギー歴を確認せずに治療を行って有害事象が起きたら大きな問題になる．それから，健診歴も忘れずに確認しておこう．既往歴で患者が「糖尿病がない」といっても，自覚症状がないだけで，実際には5年前から血糖値が高いのかもしれない．体重減少の患者が，昨年の胃癌検診で異常を指摘されていたのに放置していたかもしれない．今回の検査で異常値があった場合も，過去の健診でとくに指摘されていなければ，年単位で続く異常ではないことがわかる．いずれも鑑別診断を考えるうえで重要な手がかりを与えてくれる．

あらゆる情報を集める

　外来で下す臨床決断には，医学的な診断以外に，社会的な要素（例：1人暮らし，通院困難など）や，患者の解釈モデルやリクエストも大きく関係してくる．情報を集める際には，単に医学的情報だけではなく，このような情報についてもしっかり確認しておこう．

　ただ，患者が遠慮して自分からはなかなか話してくれないことも多いので，医師のほうで患者の言動にアンテナを張っておくようにしよう．そして，少しでも疑問を感じたら積極的に話題にしてみよう．たとえば，数年続く症状を主訴に受診した場合，受診したのがなぜ他の日でなく今日なのかを尋ねる．そうすると，「テレビの医療番組を見て○○病が心配になった」などの情報が得られ，患者の持つ解釈モデルや抱えている不安が明らかになることがある．

医療面接の3つの役割を忘れない

　最近，問診ではなく，医療面接（medical interview）という用語が頻繁に使われるようになってきている．両者の違いは，問診が「問う診察」の言葉どおり，こちらから直接質問して必要な情報を得るというニュアンスを持つ言葉であるのに対して，医療面接は「信頼関係の構築」「患者理解のための情報収集」「患者教育と治療

への動機づけ」の3つの役割を含むものである．

外来においても，単なる「問診」にとどまらず，医療面接を実践する必要がある．すなわち，①患者の苦痛や不安について十分に傾聴しながら，②鑑別診断とさらに集めるべき情報を考えながら，③マネジメントの方針とそれをどう説明すべきかを考えながら，患者との面接に臨まなければならない．

文字にすると大変なようだが，車の運転でアクセルを踏みながら，ハンドルを握り，ミラーを確認して…という動作と同じで，慣れれば自然に同時進行できるようになってくる（ただし，こちらに余裕がなくなると，つい「問診」に逆戻りしてしまうので要注意！）．

● 情報を解釈する

情報を集めたら，臨床決断に与えるインパクトを見積もったうえで，鑑別診断を絞り込んでいく．

臨床情報のインパクトを評価する

●情報の操作特性を考える

国家試験の勉強では，このキーワードが出たら診断はこれだ，というような，決まったパターンがある．たとえば腹痛で，「胸膝位で痛みが改善」なら膵炎だし，「痛みが右下腹部へ移動」なら虫垂炎，といった具合である．試験では，パターンどおりの病歴ならば疾患の存在率100％かもしれないが，実際の臨床ではそう単純なものではない．たとえば，虫垂炎であっても約1/3のケースでは「右下腹部への痛みの移動」は認められない（感度64％）．その一方で，虫垂炎ではなくても約1/5のケースで「右下腹部への痛みの移動」が認められる（特異度82％）[1]．

すべての臨床情報には，感度と特異度がある．両方100％であれば理想的であるが，残念ながらそのような情報はきわめて稀である．したがって，得られた情報について，感度・特異度それぞれどちらが高いのか，どれくらい高いのかを考慮する必要がある．感度が高いが特異度は低い情報は，あっても確実とは限らないが，なければほぼ除外できるし，感度が低いが特異度が高い情報は，あればほぼ確実だが，なくても除外できないことを意味する．たとえば，うつ病のスクリーニングにおける2 questions[*1]の感度は96％[2]であり，陰性であれば大うつ病はほぼ除外できることを意味する．このように，臨床情報を解釈する際には，それぞれの操作特性を頭に入れて，臨床決断に与えるインパクトを正確に見積もる必要がある．

● 偏りなく評価する

　情報を中立的に，バランスよくみることは大変難しい．どうしても自分の専門分野を重視しがちであるし，胃腸炎が流行っている時期に「どうせまた同じ胃腸炎だろう」と思い込んでしまうと，嘔気を主訴に受診した心筋梗塞を見逃しかねない．逆に，一度見逃しかけてヒヤリとした経験をした直後は，単なる胃腸炎でも心筋梗塞が心配になって必要以上に慎重になりすぎるのもバランスが悪い．また，たまたま珍しい症例を見たり聞いたりすると，その印象に引っ張られることもよくあるが，柳の下のドジョウはそうそう2匹はいない．自分の立ち位置とクセを知り，常に自分の思考回路にキャリブレーションをかけることを心がけよう．

● 症状が軽い＝軽症，とは限らない

　症状が強いほうが重篤な疾患である可能性が高い．これは事実であるが，症状が軽いから軽症とは限らない．普通に歩いてきて外来を受診する心筋梗塞のようなケースもあれば，痛みのあまり人が変わったように暴れ回るが，生命にはとくに別条のない尿路結石のようなケースもある．あらゆる主訴において，「症状が軽い」という理由だけで重篤な疾患を rule out できることはほとんどないので，とくに軽症の場合，見た目の「重症感」に必要以上にとらわれないようにしよう．そのとき，判断の大きな助けになるのがバイタルサインである．どこでも簡易に評価できるうえに，文字どおり「生命の徴候」であり，臨床決断を行ううえできわめて重要な意味を持つ．どんなに軽症そうに見えても，バイタルサインに異常を認めた場合は，その理由が明らかにならない限り，そのまま帰してはならない．

● 鑑別診断リストを作る

　ここまで，診断に役立つ情報の集め方と，そのインパクトの見積もり方について述べてきた．次は疾患データベースの中から，収集した病歴情報をキーワードとして絞り込みを行い，鑑別診断リストを作っていく．

　この一連の思考をパソコンでの作業にたとえると，ハードディスクに保存してある疾患データベースの中から，キーワード検索で鑑別診断を絞り込んでいく，というイメージで考えるとわかりやすい．

---

*1　2 questions：うつ病のスクリーニングに用いられる質問．「抑うつ気分」と「興味・喜びの喪失」の有無について，「ほとんど1日中ずっと，2週間以上続いているかどうか」を尋ねる．いずれもNOであれば，うつ病である可能性は低い（感度96％）．いずれかがYESであれば，さらに診断基準に基づいて病歴聴取を進める．

●疾患データベースを持つ

　ハードディスクにもともと存在していないデータは，検索してもヒットしようがない．それと同じで，自分が知らない疾患は絶対に診断できない．だから，機会があるたびに教科書を読むなどして，できるだけ大きなデータベースを持とう．ただし，頻度の低いものまで含めた星の数ほどある疾患をすべて暗記しておく必要はない．頻度の高い疾患や緊急性・重篤性の高い疾患については，頭の中にある程度網羅的なデータベースを持っている必要があるが，詳細については，鑑別診断に関する成書を手元に置いて，必要に応じて参照すればよい．最近では，スマートフォンやPDA（personal digital assistant）端末が急速に普及しているので，データベースを持ち歩くには大変便利である．

●キーワードで絞り込む

　次に，得られた情報から抜き出したキーワードを用いてデータベースの検索・絞り込みを行い，鑑別診断リストを作っていく．実は，臨床医の実力が最も問われるのはこのプロセスである．数多くの臨床情報の中から，何をキーワードとして選び，どのように情報の優先順位をつけて絞り込むのか．正しい診断の成否はこの1点にかかっているといっても過言ではない．

　競馬の勝馬予想には，本命，対抗，穴馬という表現がある．本命＝最も可能性の高い疾患，対抗＝本命の他に可能性の高い疾患，穴馬＝可能性は低いが押さえておくべき疾患，と考えると，鑑別診断の絞り込みにも意外と通用する概念だと筆者は思っている（図1）．多くの出走馬の中から勝馬を予想するというプロセスは，ある意味で鑑別診断と共通しているからかもしれない．

　なお，鑑別診断リストは，一度決めたら変わらないものではなく，身体所見・検査所見や経過観察中に出現した症状など，新たな情報が加われば，それに伴ってダイナミックに変化していく．一度診断をつけても，常にアンテナを張り巡らせて新しい情報をキャッチし，先入観にとらわれずに柔軟に診断を見直していく姿勢を忘れないようにしよう．

適切な鑑別診断リストとは

　実際に想起する鑑別診断リストは，多すぎても少なすぎてもいけない．多すぎると効率が悪くなるし，少なすぎると見落としにつながりかねないからである．

　鑑別診断が少なすぎる場合，もともとのデータベースが不十分で，鑑別すべき疾患を想起できていない場合もあるが，いわゆるmost likely diagnosisを挙げるだけでリストが終わっていることも多い．マークシートの問題ならば，たいていの場合はmost likely diagnosisを選べばそれが正解である．しかし，実際の臨床では，そ

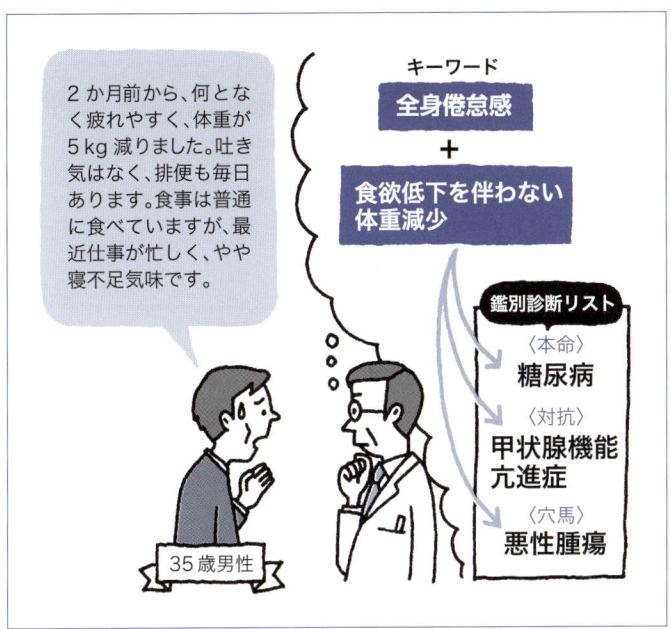

図1 鑑別診断リストを絞り込む

れだけでは不十分である．たとえば，ある症例について挙げたmost likely diagnosisの可能性を7割と見積もったとして，その疾患を挙げただけで頭のスイッチを切ってしまったら，残りの3割は見逃してしまうことになる．鑑別診断を考える際に「これだ！」と思っても，安易に飛びついてはいけない．その疾患である可能性はどれくらいか，他に考えられる疾患はないか，慎重に考えよう．鑑別診断リストは，列挙された診断を足し合わせれば，ほぼ100％になるものでなくてはならない．

では逆に，リストに挙げる疾患は多ければ多いほどいいかというと，そうではない．一度に処理できる情報量は限られているし，最終診断に至るまでの作業が大変になってしまうので，忙しい外来では現実的ではない．ちなみに，症例カンファレンスでは，少しでも可能性のある疾患をホワイトボードいっぱいにリストアップして，それを1つずつ検討していく方法がとられることが多い．「やろうと思えばこのやり方でもできる」ことは，鑑別診断のトレーニングとしては大切であり，実際筆者も行っているが，忙しい外来診療で同じことをいちいちやっているわけではない．野口らは，このような診断の絞り込みを「カードを引く」と表現しており，適

切な鑑別診断の数として3〜5個,最大でも7個が適当と述べている[3].適切な鑑別診断リストとは,本命,対抗,穴馬がそれぞれ1〜2個以内に絞り込まれており,しかもほぼその中に最終診断が入っているものである.

リストができたら,列挙された疾患を1つずつ検証していくことになる.もし,この一連の作業で診断が決まらない場合は,検索の範囲を広げたり,切り口を変えたりして,再び疾患データベースの中から新たな鑑別診断リストを選び直すことになる.

● 鑑別診断を絞り込む

前項で,情報を集めて鑑別診断リストを作るプロセスについて述べたので,ここでは,鑑別診断リストからさらに絞り込みを行い,確定診断につなげていくための思考ロジックについて述べる.

「どこで」「何が起こっているか」で考える

鑑別診断の根本的なスキームは,「どこで(臓器)」＋「何が起こっているか(病因)」の組み合わせで考えることである.

「どこで(臓器)」は,基本的には解剖的な分類で考えればよい.「何が起こっているか(病因)」は病理学的発症機序で考える.覚え方としては,VINDICATE(表3)が有名である[4].

具体的には,患者の病歴情報から,考えうる臓器,考えうる病因をそれぞれ縦軸と横軸で考えて,たとえば,「肺」の「血管病変」(→肺塞栓),「前立腺」の「感染症」(→急性前立腺炎)のように,その交点にある病態から具体的な疾患名を想起していく.

表3　VINDICATE

V	Vascular	血管性
I	Inflammatory	炎症
N	Neoplasm	悪性腫瘍
D	Degenerative	変性
I	Intoxication	薬剤性
C	Congenital	先天性
A	Autoimmune/Allergy	自己免疫・アレルギー
T	Trauma	外傷性
E	Endocrine	内分泌性

ここまでの理論は診断学の本を読めば書いてある．しかし，実際の臨床で最も肝心な，どういうときに，どの臓器・病因を考えるのか（あるいは除外できるのか）というノウハウについて詳しく書いてある本は少ない．おそらく，言語化・一般化が難しいことがその理由と思われるが，それではいつまでも「暗黙知」の域を出ず，体系的に習得できないので，ここでは筆者の個人的な見解という前提で，「鑑別診断の分岐点」となるキーワードの見つけ方・考え方について解説する．

● **症状の分布**

　症状の分布は，ときに臓器・病因を特定するうえで重要な情報を与えてくれる．たとえば，左右に存在する臓器（肺，腎臓，卵巣など）では，正中あるいは同時に左右対称に症状が出現することはほとんどない．神経系も，そのほとんどは左右別々に支配されているので同じことがいえる（理論上は脳幹病変であれば左右にまたがる症状をきたしうるが，そういう患者は歩いて外来を受診できない）．

　また，症状が出現する範囲には病理学的な順序がある．たとえば多発神経炎であれば長い神経線維から傷害されるので，下肢になく上肢のみに症状が出現することは考えにくい．遠位より近位優位の分布であれば，血行障害では説明できない．

　なお，部位については基本的には臓器の解剖的な位置で考えればよいが，内臓痛は，痛みの局在性に乏しく，また放散することがあるので，鑑別の範囲を少し広めに考えておく（例：下顎〜臍までは心臓由来の痛みである可能性がある）．なお，局在性が曖昧でも，左右差が逆転することはまずないので，たとえば右よりも左下腹部が痛むケースでは虫垂炎は考えにくい．

● **症状の時間的経過**

　症状の時間的経過は，病因を推定するうえで大きな手がかりとなる重要な情報である．そのポイントは，スピード，トレンド，持続時間の3つの観点から病歴を詳しく把握することである．スピードについては，発症から完成まで，どれくらいの時間を要したかを考える．トレンドについては，増悪傾向，寛解傾向，反復などの経過を考える．持続時間については，秒・分・時・日・週・月・季・年のどの単位に当てはまるかを考える．

　これらの情報を組み合わせて，病因の推定を行う（**図2**）．たとえば，突発（秒単位）で症状が発症してピークに達し，かつ日単位で持続するものは，まず血管病変を考える．比較的ゆっくり発症して，次第に増悪するのは，日単位なら感染症，月単位なら膠原病や悪性腫瘍，年単位なら変性疾患などの病態が最も考えやすい．

　反復性の経過は，病因が可逆性であることを意味する．多くは機能性の変化であり，悪性腫瘍や変性疾患などの非可逆的な原因は否定できる．また，低血糖発作な

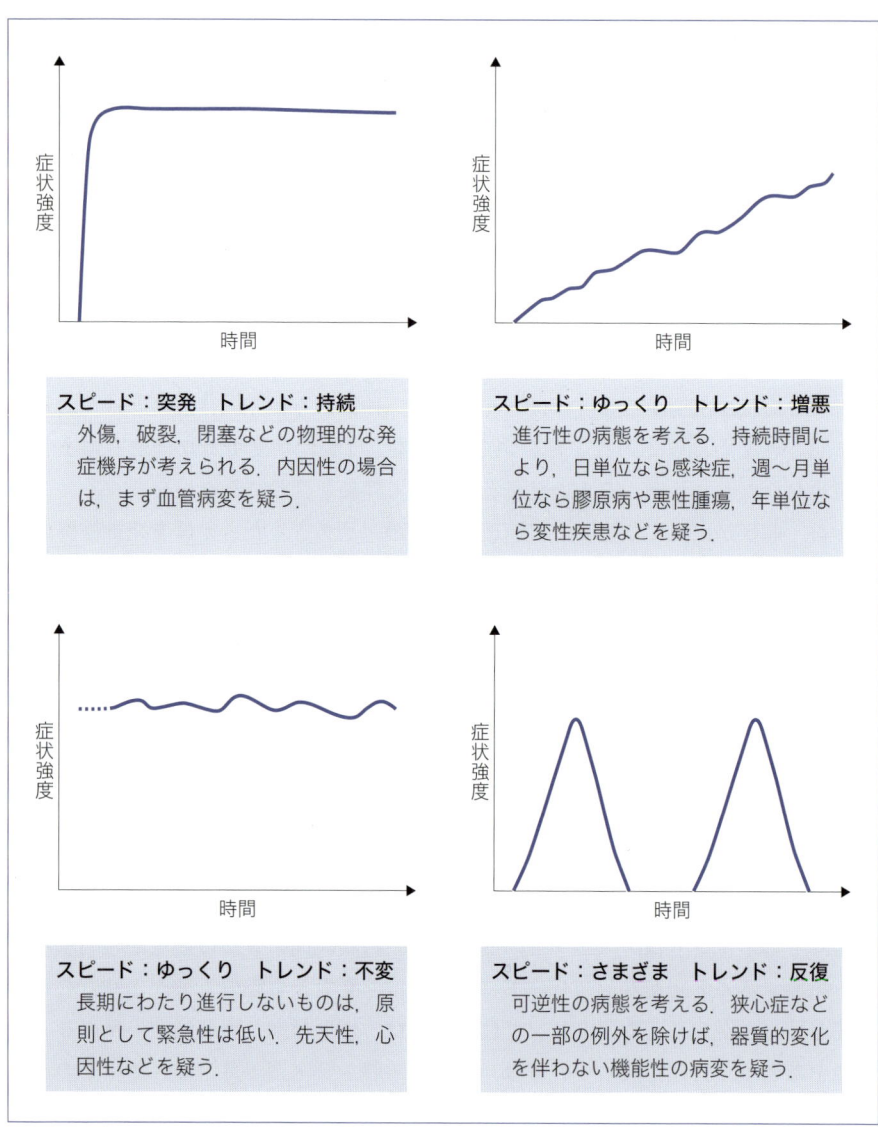

図2　症状の時間的経過と鑑別診断

ど，治療しなければ自然軽快しない疾患も除外できる．

●寛解・増悪因子

　寛解・増悪因子も，鑑別診断を絞り込むうえで非常に大きな手がかりとなる．想起した疾患で説明しうる寛解・増悪因子があれば，その疾患が存在する可能性が高

まるのはもちろんだが，その疾患が存在していれば認められるべき寛解・増悪因子がない（あるいは逆）という情報も，除外診断に大いに役立つ．たとえば，「仕事中は気にならないが，家に帰って1人になると息が苦しくなる」という病歴は，「労作時ではなく労作後に増悪する呼吸困難」ととらえることができ，この情報だけで呼吸器系・循環器系はほぼ除外できる．

　その一方で，症状と因子との関係の解釈には，患者の思い込みや印象が影響するので，言葉どおりにとらえると判断を誤ることがある．「おやつに少し古いまんじゅうを食べたらお腹が痛くなった」は，単に午後3時発症の腹痛かもしれないし，「朝食後に胸が痛くなった」は，通勤時の胸痛かもしれない．病歴を取る際には，「患者の考える寛解・増悪因子」だけではなく，できるだけ再現性（その因子があれば必ず症状が出るのか，因子があっても症状が出ない場合はないのか，因子がなくても症状が出ることはないのか）をしっかり確認しておこう．その際，因子が逆に動けば症状も逆に動く（例：空腹時に痛みが強く，食べると楽になる → 消化性潰瘍）ことが確認できればより確実である．

●一元的に考える

　複数の情報がある場合，それらを組み合わせることで一気に診断を絞り込むことができる．たとえば，「胸痛」をきたす疾患はたくさんあるが，それに「＋発熱」という情報が加われば，「胸膜炎（あるいは心膜炎）」である可能性がきわめて高くなる．

　組み合わせによる鑑別診断の違いについて，図3に呼吸困難における1例を示した．このように，主訴が同じであっても，組み合わせが変われば鑑別診断は大きく変わるので，常に「すべての情報を一元的に説明できるか」という点に注意しながら鑑別を進めていく．

　実際には，医師はどうしても目立つ病歴や所見に引っ張られがちなので，疾患名を思い浮かべたら，意識的に「その疾患で合わない病歴はないか」を常にチェックする習慣をつけよう．ただし，有病率がきわめて高いもの（例：緊張型頭痛の有病率は22％）は偶然併存しうる確率も高いので，有病率によって解釈が変わることを意識しておく．

非器質疾患の可能性を考える

　鑑別診断は，部位＋病因で考えていくのが基本であるが，その一方で，症状があっても，どれだけ調べても器質的な異常が見当たらない患者も存在する．これは，身体化（somatization）あるいは medically unexplained symptoms（MUS）と呼ばれる．プライマリ・ケアの現場ではきわめて common であり，初診患者で器質

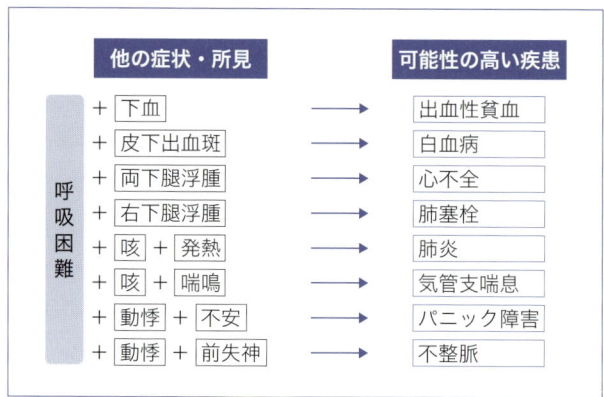

図3 症状・所見の組み合わせから考える鑑別診断の例

表4 非器質疾患を疑う病歴

- 部位が解剖学的に一致しない(例:神経走行に沿わない,スキップする)
- 症状のある部位が移動する
- 寛解・増悪因子が合わない(例:労作後呼吸困難,体動時より安静時に強い四肢痛,食べ物より唾液のほうが強い嚥下時違和感など)
- 経過があまりにも長い(例:5年以上)
- 他のことに集中すると忘れている
- 増悪傾向がない(例:3年前から同じ症状で進行していない)
- 反復している(例:週に3回程度症状が出る)

(文献6より)

的異常が見つかるのは半数以下との報告もある[5]。

　非器質疾患は,文字どおり"unexplained"なので,どの器質的異常でも説明ができない情報がある場合に,非器質疾患を考慮する。具体的な例を**表4**に示す。

　なお,somatizationと考えられる患者の中には,うつ病やパニック障害,アルコール依存症などの精神疾患が隠れているケースも多いので,見た目にはどんなに元気そうであっても(「見た目の印象」はうつ病を除外できる理由にならない!),2 questionsやCAGE質問[*2]などのスクリーニングの質問を行って,きちんと除外しておく[6]。

*2 **CAGE質問**:アルコール問題のスクリーニングに用いられる質問。Cut down(飲酒量を減らさなければいけないと感じたことがありますか),Annoyed(他人があなたの飲酒を非難するので気にさわったことがありますか),Guilty(自分の飲酒について悪いとか申し訳ないと感じたことがありますか),Eye-opener(神経を落ち着かせたり,二日酔いを治すために「迎え酒」をしたことがありますか)の4つの質問のうち,2つ以上がYESであれば「アルコール問題あり」と判断される。

ここで注意してほしいのは、「非器質疾患＝精神疾患」ではない、ということである。上記のような明らかな精神疾患がないのに、単に「器質的異常がないから精神科に紹介する」という対応は明らかに誤りである。そもそも、somatizationの患者が心配している解釈モデルは身体疾患(例：癌になったのではないか、脳卒中になったのではないか)であることが多く、精神科受診を勧めても患者も納得しないことが多い。somatizationの診断がついたら、いたずらに検査を繰り返したり、その場しのぎの投薬を行うべきではない。患者の訴えを傾聴して、適切なアプローチを心がけよう[7]。

有病率を考慮する

有病率は、疾患によって大きく異なるため、鑑別診断を絞り込む際には必ず考慮すべき大切な要因である。ほとんどの教科書は学問体系別に記載されているので、それを読んで勉強するだけでは有病率のイメージがつかみにくい。試験のヤマとなるような有名な疾患であっても、実際の有病率はきわめて低いものもある(表5)。たとえば、クロイツフェルト・ヤコブ病の発症率は100万人に1人であり、この疾患に出会うのは宝くじ並みの確率(一般に、10枚買って1等が当たる確率が約1/100万)であり、医師になって何十年外来をやっても、一生お目にかからない可能性のほうがずっと高い。その一方で、高血圧は約4,000万人(10万人あたり約3.1万人)、糖尿病は境界型を含めると2,200万人(10万人あたり約1.7万人)の患者がいる。つまり、単純に計算すると、目の前の患者が高血圧である確率とクロイツフェルト・ヤコブ病である確率は約30万倍違うことになる。

「ひづめの音を聞けば、まずは馬であって、シマウマのような珍しい動物ではな

表5　疾患と有病率

疾患名	有病率 (10万人あたり)
クロイツフェルト・ヤコブ病	0.1
ハンチントン舞踏病	0.5
多発性硬化症	8〜9
重症筋無力症	5.1
サルコイドーシス	7.5〜9.3
原発性アミロイドーシス	0.45
自己免疫性溶血性貧血	0.3〜1
高血圧	31,000
糖尿病(境界型含む)	17,000

(文献8より)

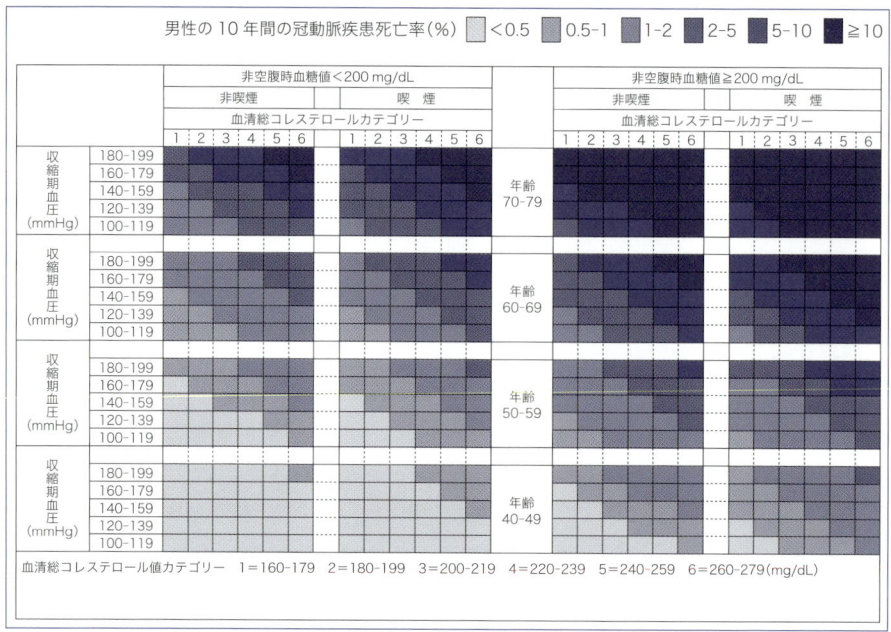

図4 リスク因子と冠動脈疾患死亡率（男性） （文献9より）

い」というアメリカのことわざから，有病率を考えずに稀な疾患を診断しようとすることを「シマウマ探し」というが，有病率が低い疾患は，よほど臨床情報が揃わない限り，鑑別診断リストの上位には挙げないほうがよい．逆に，有病率が高い疾患は，多少経過が非典型的であっても安易にリストから除外しないほうがよい．

患者の因子

ある疾患が存在する確率は，年齢，性別，喫煙，基礎疾患の有無など，患者の因子によっても大きく異なる．たとえば，喫煙していて糖尿病もある高齢男性と，喫煙せず基礎疾患もない若い女性とでは，虚血性心疾患の有病率は何十倍も異なる（図4）．したがって，虚血性心疾患を鑑別に考えるならば，coronary risk factor と呼ばれる情報（高血圧，糖尿病，脂質異常症，喫煙，既往歴，家族歴など）を把握しておくことは必須である．

● 臨床で「決断」する

ここまでのプロセスで，医学的に決断するための判断材料が揃ったことになる．

あとは，臨床の不確実性や侵襲性，社会的背景などの要因も考慮して，最終的な臨床決断を下して実際の行動に移ることになる．

医学的な決断を規定する4つの因子

医学的な決断を規定する因子は，緊急性，重篤性，有病率，治療可能性の4つである．それぞれの因子が臨床決断に与える影響は以下のとおりである．

●どれくらい急ぐか？（緊急性）

治療開始までのスピードが予後にどれだけ影響するかどうかを評価する．緊急性が高い場合は，何を差し置いても真っ先に対応すべきである．

●どれくらいヤバイか？（重篤性）

生命や臓器機能に大きな影響を及ぼしうる病態・疾患が存在するかどうかを評価する．重篤性が高い場合，緊急性が高くなければ急ぐ必要はないが，必ず，適切なタイミングで診断・治療を行うべきである．

●どれくらいありえるか？（有病率）

その疾患がどれくらいの確率で存在するかを評価する．できるだけ無駄なく，かつ見落としなく医療を行うために必要な概念である．次に検査に進む際，検査前確率を正確に見積もることは，適切に検査を選択して適切に結果を解釈するためにも必要である．

●どれくらい予後を変えうるか？（治療可能性）

治療介入で予後をどれくらい変えうるかを評価する．治療可能性が低い場合，診断を急ぐ必要はない．必要に応じて対症療法を行いながら，時間軸を有効に使ってじっくり診断をつける戦略をとることができる．

実際には，鑑別診断リストに挙げられた疾患について，この4つの因子を組み合わせて臨床決断を行う．以下にその例を示す．

例）頭痛

- 脳腫瘍：重篤性は高く，治療可能性もあるので，きちんと評価する必要がある．ただ緊急性は高くなく，有病率も低いので，今すぐ評価する必要はなく，数日後でよい．
- くも膜下出血：有病率は高くないが，重篤性は高く，治療可能性もあり，緊急性はきわめて高い．すぐに検査を施行すべきである．
- 緊張型頭痛：有病率はきわめて高いが，重篤性はなく，緊急性も低い．治療可能性も低い（対症療法が中心である）．診断を急ぐ必要はなく，他の鑑別診断を優先すべきである．

不確実性を考慮する

　これまで述べてきた臨床推論に矛盾するようだが，医学は不確実の科学であり，絶対に「絶対」はない．エビデンスを駆使して，可能な限り論理的に診断を詰めていく努力は大事だが，それでも確率を100％あるいは0％にできることはめったにない．それに，理論ではどうしても説明できない非典型例もありうるのが臨床である．だから，理論的に診断はこれで間違いないと思っても，頭のスイッチを完全にオフにせず，常に経過を見ながら診断を見直していく謙虚さを忘れないようにしよう．

　その一方で，可能性がゼロではないからといって，確率の低い鑑別疾患を片っ端からつぶしていくのも，時間・労力・費用の無駄である．検査前確率が低いのに検査を行っても，患者によけいな侵襲を与えるし，偽陽性ばかりが増えて医師も患者も不安になるだけである．どこまで行っても不確実性から完全に逃れられない臨床では，あるところで線を引いて，そこで割り切る勇気も必要である．

　そのかわり，帰せる患者であっても，予測される経過を話しておき，それと違ったときはすぐに受診するように伝えておくことを忘れないようにしよう．とくに高齢者は，所見はなかなか出ない（例：高齢者の肺炎で呼吸器症状が出るのは約6割にすぎない）うえに予備能が低いため，あっという間に重症化することがあるので，より慎重な対応が求められる．

時間軸を使う

　どんなに臨床推論を突き詰めても絶対はない——その中で，何か少しでも安心できる方法はないだろうか？　実は，臨床医には大きな武器が1つある．それは，時間軸を使う，という概念である．

　外来で「帰せる」と判断した場合，次に必要なのは「どれくらい待てるか」という判断である．その結果，「待てる」ことがわかれば，慌てて確定診断をつける必要はない．時間軸を有効に使い，経過を見ながらじっくりと評価していけばよい（図5）．何もしなくても，待っていればおのずと明らかになることもあるし，風邪症候群のように自然に軽快するものなら，コロナウイルスだろうがライノウイルスだろうが，原因を明らかにする必要すらなくなってしまう．

　「待てるか」の判断には，前述の4つの因子（緊急性，重篤性，有病率，治療可能性）のうち，「緊急性」と「治療可能性」が主に関係する．両方とも高いものは，推定される有病率がそれほど高くなくても，より早い段階から積極的に診断をつける努力が必要である．逆に，急ぐ必要がなく，治療であまり予後を変えられないのであれば，経過観察でよい．その他，時間的経過のトレンド（例：症状のピークを過

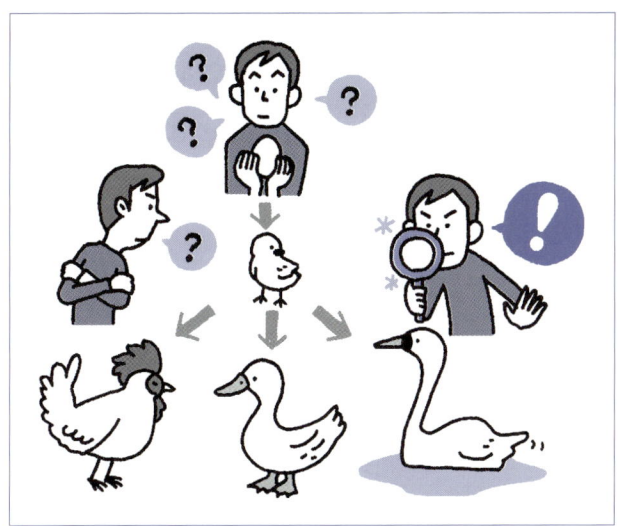

図5 何の卵？
卵の段階でどうしても何の卵かを知りたければ，細胞を採取してDNAを調べるしかない．でも，急ぐ必要がなければ，雛がかえるまで待てばよい．雛を見てもわからなければ，もっと大きくなるまで待てばよい．そうすれば，何も検査をしなくてもどんな種類の鳥なのかわかる．

ぎて改善傾向であれば比較的安心だが，増悪傾向であれば，今後さらに悪化する可能性がある），想定される最悪の事態の程度とその確率も考えながら総合的に判断する．待てると判断した場合も，「次の再診は明日（3日後，1週間後，1か月後，調子が悪ければ受診…）」のように，再診までの間隔も具体的に決定する．

なお，帰宅させる場合には，病棟とは異なり，医師が指示したからといって，必ずしも患者・家族が内服や受診指示を守るとは限らないことも頭に入れておこう．とくに，重篤だが緊急性は低い場合（例：悪性腫瘍など）は，患者がその重篤性を実感できないために放置することもあるので，外来担当医が持つ重篤感をしっかり共有できるよう十分説明して，再診を確約させる配慮を忘れないようにしよう．

侵襲性を評価する

検査や治療には，多かれ少なかれ侵襲を伴う．ある検査や治療が医学的に適切であっても，侵襲のデメリットがそれを上回る場合は実施すべきではない．外来担当医は，臨床決断を下す前に，考えられる選択肢の侵襲を考慮して臨床決断を下す必要がある．侵襲は，3つの「痛い」で考えると覚えやすい．すなわち，身体が痛い

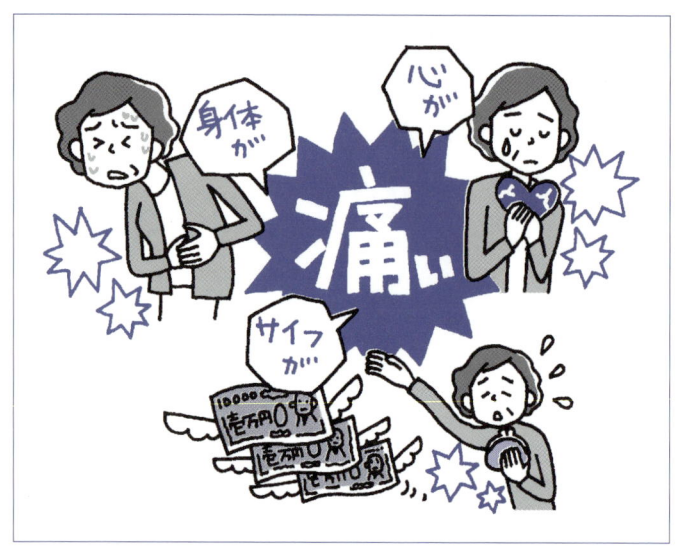

図6 3つの「痛い」

(痛い，苦しいなどの身体的侵襲)・心が痛い(不安，恐怖などの心理的侵襲)・サイフが痛い(費用，休業などの経済的侵襲)である(図6).

社会的背景を考慮する

●サービス業であることを忘れない

　医学的に正しいことを行っても，必ずしも患者に満足してもらえるとは限らない．専門的な医学知識に基づく思考ロジックや，「不確実の科学」である医療の実態をなかなか理解してもらえないことも多い．また，周囲やマスコミの情報を重視して，こちらの判断をなかなか受け入れてもらえないこともよく経験する．

　医療はサービス業であり，顧客である患者の満足度は重要なアウトカムの1つである．もちろん，いくら患者の希望だからといって不適切な医療を行ってはならないが，症状を抱える患者の不安をしっかり受容し，解釈モデルやリクエストを明確にしたうえで，それにフォーカスした対応を心がけよう．

　コスト意識も大切である．医療費を負担するのは公費および患者であることを意識して，医師の単なる学問的興味による検査や，さして意味のないルーチン検査を行ってはならない．

●周囲の状況を考慮する

　前述したように，外来と病棟の大きな違いは，患者が家に帰ってしまうことにある．帰宅後に何か起きた場合，対応するのは(多くは非医療者である)患者本人また

は家族である．帰宅させる際には，最悪の事態は何か，その可能性はどれくらいか，という医学的判断に加えて，それが起こったとき，本人および家族は冷静かつ適切に対応できるかといった社会的側面も考慮しておかなければならない（例：もし出血しても，同居家族が車で10分で連れてこられるから帰宅させる，など）．

総合的な判断──枕を高くして眠れるか？

ここまで，臨床決断に影響を与える要因について少し論理的に述べてきたが，さまざまな要因が複雑に絡んで判断に迷う場合には，帰宅させた後，自分が「枕を高くして眠れるか」を想像してみよう．

外来担当医として，臨床推論，社会的背景はもちろん，さらに言語化できない直感的な部分も加味して，「このまま帰宅させたら『あの人，どうしているかなあ』と後で自分が心配になるだろうなあ…」と感じたら，それはおそらく「帰してはいけない患者」である．

3 外来における臨床決断の進め方

ここまでは外来における臨床推論の基本的な考え方について述べてきたが，ここでは実際の外来における実践的な臨床決断の進め方について，時系列に沿って，① どんな患者か，② 何を鑑別すべきか，③ 重大な疾患はないか，④ よくある疾患か，⑤ どれくらい待てるか，の5つのステップに分けて説明する．

● どんな患者か？

もしも外来での患者との会話を録音し，逐語録として文字に起こしたら，ものすごく膨大な量になるだろう．実際に診療録に記載する患者の病歴は，そのごく一部を選び取り，それを医学用語に置き換えて記録したものである．

この情報の選択と置き換えを間違うと，鑑別診断の前提そのものが崩れてしまう．いわば行き先の違う電車に乗るようなものであり，いつまでたっても目的地にたどり着くことができない．

外来で最初に行うことは，患者の言葉を正確な医学用語に翻訳することである．

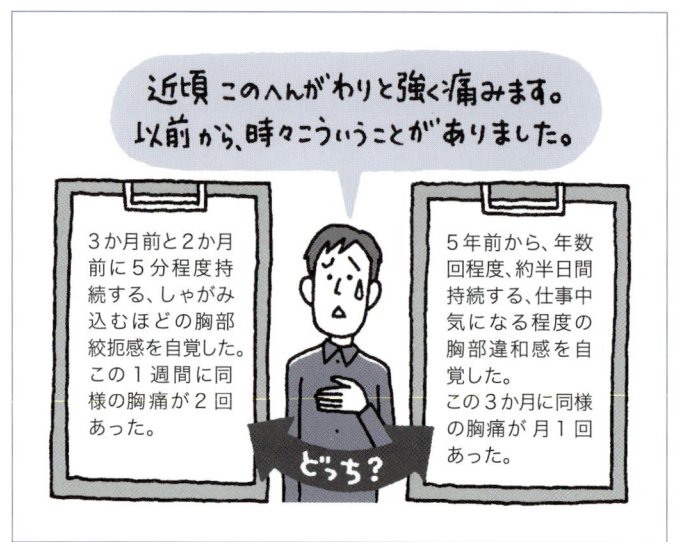

図7　病歴を正確に表現する

そのためには，主訴ごとに症状のサブカテゴリーを意識して，常に確認するように心がけておくとよい．たとえば，めまいは，回転性(vertigo)，浮動感(dizziness)，前失神(presyncope)の3種類に大別される．日本語では同じ「めまい」でも，内耳性である可能性が高いvertigoと，心原性失神の除外が第一であるpresyncopeとは，頭痛と腹痛くらい違う．

　病歴も，患者の表現をそのまま用いるだけではなく，より再現性の高い，正確な表現になるように心がけよう．「以前から」「時々」「わりと」などの曖昧な表現は，こちらから質問して，「以前から」→「3か月前から」，「時々」→「週2回程度」，「わりと」→「これ以上耐えられない痛みを10とすると5〜6」のように，できるだけ客観的に表現できるように情報を集めておく．

　また，言葉の持つニュアンスにも落とし穴がある．たとえば，患者が「ずっと」あるいは「いつも」と表現した場合，必ずしも「持続性」を意味しない．「数秒間の電撃痛が5分に1回」でも，「週2回，半日続く頭痛」でも，患者は「今月に入ってからずっと頭が痛かった」のように表現する．また，「ズキズキする」は頭痛の一般表現であり，必ずしも拍動性を意味しない．「ドキドキする」も，頻脈よりも「強い鼓動の自覚」であることのほうが多い．いずれにしても，患者の言葉をただ書き留めるのではなく，紛れのない適切な表現になるように心がけよう（図7）．

● 鑑別すべき疾患は何か？

　患者の情報を適切な医学用語に翻訳したら，次は，数多くの情報から診断の鍵となる情報を選び取り，それを端的な表現に置き換えていく作業に進む．これも，同じ病歴であってもとらえ方によっては全く別のものになってしまう（例：「夜中，トイレのドアノブに手をかけたときに頭痛」→ 夜間の頭痛？ 排便後の頭痛？ 秒単位の頭痛？）．

　このように，情報の選択と置き換えを行うことは，鑑別診断を絞り込むキーワードを決めることであり，その後の臨床決断の方向性を決定づける，非常に重要なプロセスである．この能力を磨くためには，どんな患者か，簡潔にワンフレーズで言い表す練習をしてみるとよい．これがスムーズにできるようになると，臨床決断に役立つだけではなく，上級医への報告やコンサルテーションにおけるプレゼンテーションも，格段にスムーズになる（→ column 2，p97）．

　キーワードが整理されたら，それを用いて頭の中の疾患データベースを検索して絞り込みを行い，数個程度の鑑別診断リストを作る．

● 重大な疾患はないか？

　次のステップでは，できあがった鑑別診断リストに挙げられた疾患を1つずつ検証していくわけだが，最初に行う作業は，「帰してはいけない患者」すなわち，緊急性，重篤性の高い疾患を最初に鑑別することである．

　これらの重大な疾患を疑う鍵になる病歴は，警告症状あるいは red flag sign と呼ばれる．「帰してはいけない患者を帰さない」ことは外来の最も重要な役割であり，警告症状の有無は，どんなに外来が忙しくても必ず確認しておくべきである．

　具体的な警告症状は主訴によって異なるが，共通点も多く，またよくある主訴は30個程度であり（第2章〔→p32〜85〕で取り上げている），覚えきれない量ではない．本書では，主訴を越えて共通する general rule は次項の「4.帰してはいけない general rule」（→p26〜30）にまとめてある．また，主訴ごとの警告症状は第2章の「red light」に記述してあるので，しっかり覚えておこう．

● よくある疾患か？

　1つ前のステップで緊急性の高い疾患は除外できているので，次は少し落ち着い

て，鑑別診断リストの中にある common disease の典型的な経過と照らし合わせていく．

その際，有病率が高いものから考えていくのが最も効率的である．よくある主訴について，それぞれ上位3疾患の典型的経過を知っていれば，患者数ベースで見れば，大部分の症例はカバーできる．

実際の進め方としては，common disease の典型的な経過を「型紙」として，患者の臨床情報と突き合わせていく．そして，合うところ，合わないところをリストアップしていく．前述したように(→p15)，「合わないところはないか」というチェックがとくに重要である．

患者の情報が「型紙」とぴったり合う場合，common disease であれば，ほぼ診断は確定する．そうでない場合，臨床情報の感度・特異度を考えて判断する．たとえば虫垂炎を疑う場合，「腹痛 → 嘔吐の順に発症する」という情報は感度が100%なので，逆の経過，つまり嘔吐 → 腹痛の順なら虫垂炎は除外できる．一方で肺炎を疑う場合，肺炎の1/3は発熱を伴わないので，発熱がなくても肺炎は除外できない．

● どれくらい待てるか？

このステップに含まれるのは，common disease の非典型例，まれな疾患，疾患の初期で確定診断に必要な症状が揃っていないケース，非器質疾患などである．いずれにしても，ここに至るまでに，緊急性・重篤性の高い疾患，典型的な common disease を除外しているので，病名診断を急がずに，待てるかどうか，待てるとすればどれくらいかを考えて，注意すべき臨床情報の出現あるいは改善に目を光らせながら，慎重に経過観察を行う．

4 帰してはいけない general rule

ここでは，「帰してはいけない患者」を見分けるための，多くの症状に共通する general rule をまとめた．症候別の各論は第2章(→p32〜85)を参照してほしい．

4. 帰してはいけない general rule

● 見逃すな(red light)

突発持続 ……………………………………………………………………●

　病歴の中で，一番危険なパターンである．ここでいう突発持続とは，症状が秒単位で突然(＝sudden)発症してピークに達し，それが持続している患者を意味する．この病歴は，炎症や変性疾患などの病因ではなく，物理的な変化，すなわち「破れる」「詰まる」のいずれかであることを意味している．最も怖いのは血管病変(出血，梗塞)である．緊急に外科的処置が必要になることも多いので，症状の程度によらず(独歩来院患者でも)，突発持続の患者は原則として帰してはいけない．

　なお，患者のほうから「秒単位で突然発症した」と正確に表現することはほとんどなく，単に「急に」と言われることが多い．sudden と acute は鑑別が異なるので，こちらから質問して，明確にその両者を区別しておく必要がある．ちなみに，「発症が秒単位でしたか？」と聞いても具体的にイメージできないことが多いので，「痛みが始まったとき，何をしていましたか？」と尋ねるとよい．症状が突発したときは，onset の時間がピンポイントで明確なので，そのとき何をしていたかはっきり答えられることが多い．とくに，秒単位で同定できる状況，たとえば「サッカーの観戦中，日本代表がゴールを決めたとき」とか，「帰宅して靴を脱いでいるとき」のような答えが返ってきたときは，突然発症の可能性がきわめて高い．

　★秒単位，突発で持続する症状は危ない！

増悪傾向 ……………………………………………………………………●

　発症から受診時までの症状のトレンドを見極める．受診時には同じような状態でも，昨日より良くなって今の状態なのか，悪くなって今の状態なのかでは，意味が異なる(図8)．

　増悪傾向にある場合，明日は今日よりも悪くなっているかもしれないので，十分な評価を行い，帰宅させるにしても，症状がピークを越えて確実に軽快に向かうピークアウトを確認するまで目を離さないことが大切である．とくに，明確な診断がついていない場合は慎重に取り扱う．

　★増悪傾向の症状はピークアウトするまで目を離さない！

バイタルサインの異常 …………………………………………………●

　バイタルサインは，簡便に測定できるうえに，これまでの鑑別診断のプロセスで想定していなかった部位や病因も含めて，われわれに重要な情報を与えてくれる貴重なサインである．どんなに軽症に見えても，バイタルサインに異常が認められる場合は，その原因を突き止めるまでは決してそのまま帰してはならない．結果の解

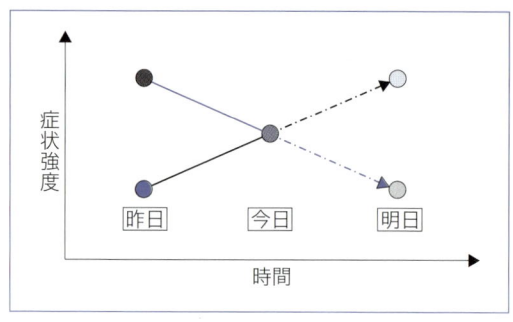

図8　トレンドを意識する

釈は血圧，脈拍，体温，呼吸数それぞれの項目のみではなく，血圧低値＋頻脈→ショックバイタルのように，複数の項目を組み合わせて総合的に判断する．また数値が正常範囲内であっても，脈拍が60回/分 →「強い痛みがあるのに，この脈拍はおかしい」，血圧が100/70 mmHg →「普段高血圧で通院しているのに，この血圧は低い」のように，予測される数値とかけ離れている場合は，異常があると考えて鑑別診断を進めていく必要がある．

★バイタルサインの異常，原因を突き止めるまで絶対に帰すな！

予定外受診

医師が決めた予約日より前に受診した場合，医師の予測と現実が乖離していることを意味する．改めて慎重に病歴，身体所見を取り直して最初からアセスメントをやり直し，マネジメントの方針を立て直す必要がある．とくに，同じ日の再受診は緊急を要する事態が潜んでいる可能性が高いので注意しよう．

なお，予定外受診のもう1つの理由として，経過は医師の予想どおりなのに，患者が期待するペースで症状が改善しないために患者が納得していない場合もある．この場合，前医に黙って別の医療機関を受診することも多い．これを安易に患者の受療態度の問題と決めつけるのは危険であり，前回の診療で何が納得できなかったのか，開放型質問を使って十分に聞き出し，丁寧に説明するように心がけよう．

★予定外受診の患者は丁寧に！

リスクファクターがある

前述のように（→p18）リスクファクターの有無によって有病率は大きく変わる．また免疫不全の患者，高齢者などは，有病率が高まるだけでなく，典型的な症状を呈しにくい，発症した際に重症化しやすいという条件も加わるため，このようなリスクファクターがある患者には，通常よりも検査閾値を下げて慎重に対応しよう．

★リスクファクターのある患者は慎重に！

何となくヤバイ

　医師は，はっきりした根拠はないけれど「何となく危ない」と直感的に感じることがある．このような，数値化できない医師の直感はそれなりに価値があるので，臨床情報の論理的な解釈だけにとらわれず，自分の感覚も大事にしよう．ただ，そのセンスは数多くの症例経験と臨床決断の積み重ねから生まれるものであり，常日頃それを磨く努力を怠らないように．

　★直感も大切にしよう！

● 安心 (green light)

反復性

　症状が反復する，ということは，前述したように (→p13) 悪性腫瘍などの不可逆性に悪化していく病態ではないことを意味しており，狭心症などの一部の例外を除いては，基本的に安心できる．

　とくに，エピソードの持続時間と回数に注目する．たとえば，1回のエピソードの持続時間が半日であれば，病因として，炎症や感染症は否定的である．また，回数があまりに多ければ血管病変も考えにくい．たとえば，患者が外来で「1年前から週2回の胸痛」を訴えた場合，これまで52週×2回=104回は症状が起きている計算になる．それだけ発作を起こしていて，しかも歩いて外来を受診する心筋梗塞や大動脈解離の患者はまずいないだろう．

　なお，「反復性」というためには，間欠期がゼロであることが条件である．症状に変動はあるがゼロにならない場合，それは持続する症状の一時的な寛解・増悪を意味しており，反復性とは鑑別診断の組み立てが全く変わってしまう (図9)．病歴聴取上は，両者を明確に区別しておく必要がある．

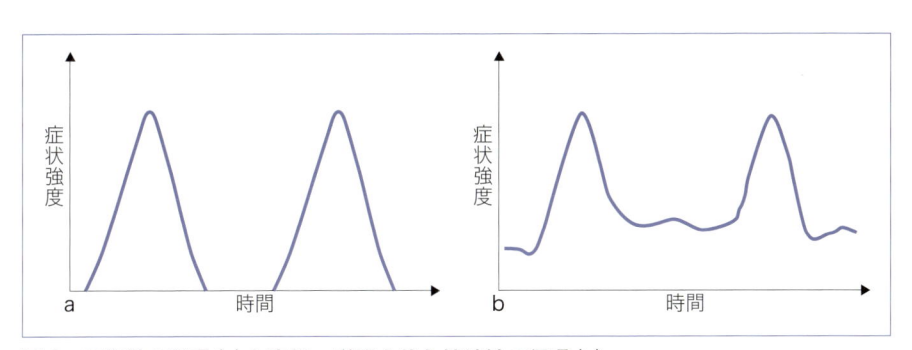

図9　反復性の経過 (a) と寛解・増悪を伴う持続性の経過 (b)

★反復性の症状はたいてい安心！
★反復性と寛解・増悪の区別を！

経過が長く非進行性

　症状が長期間（年単位）続き，かつ非進行性なら，器質疾患である可能性は低い．自覚症状を伴う悪性腫瘍ならかなり進行しているはずであるし，妊娠ならすでに生まれている．血管病変の持続時間は（後遺症を除けば）ほとんど数日以内である．

　いずれにしても緊急性がないことは明らかなので，長期間症状に悩まされてきた経過を傾聴し，じっくりとマネジメントの方針を立てればよい．

★経過の長い非進行性の症状にはじっくりと！

非器質疾患

　非器質疾患の可能性が高い場合，薬物乱用や自殺の危険のあるうつ病などの「帰してはいけない」精神疾患が除外できれば，重篤な疾患は否定的である．非器質疾患を疑うキーワードである「説明できない」病歴（→p15）を十分に確認し，慎重に器質疾患の除外を行う．

★「説明ができない」症状は非器質患者を疑う！

「医療面接のバイタルサイン」に異常がない

　食欲，便通，睡眠，体重の変化は，「医療面接のバイタルサイン」と呼ばれる．これは，全身のトータルバランスを表しており，病歴の聞き漏らしや解釈のズレを防ぐためにも，必ず確認しておきたい．これがすべて問題なければ，少なくとも現時点では重大なことは起こっていない可能性が高く，安心できる．

★食欲・便通・睡眠・体重の変化は要チェック！

■文献
1) Wagner JM, et al: Does this patient have appendicitis? JAMA **276** (19): 1589-1594, 1996.
2) Whooley MA, et al: Case-finding instruments for depression. Two questions are as good as many. J Gen Intern Med **12** (7): 439-445, 1997.
3) 野口善令，福原俊一：誰も教えてくれなかった診断学．医学書院，2008．
4) Collins RD: Differential diagnosis in primary care. Lippincott Williams & Wilkins, Philadelphia, 2008.
5) Greenberg DB: Somatization: treatment and prognosis. UpToDate 19.2
6) 前野哲博：MUS（medically unexplained symptoms）へのアプローチ—精神科に紹介する前に．JIM **21** (2): 92-95, 2011.
7) 中安浩介，他：頭痛を訴える患者とのコミュニケーション—器質疾患が否定されても．レジデントノート **11** (5): 696-702, 2009.
8) 難病情報センター＜http://www.nanbyou.or.jp/top.html＞
9) NIPPON DATA80 Research Group: Risk assessment chart for death from cardiovascular disease based on a 19-year follow-up study of a Japanese representative population. Circ J **70** (10): 1249-1255, 2006.

（前野哲博）

第2章
症候別
general rule

全身倦怠感

> **見逃すな！** red light
>
> - 急性発症 ➡ 重大な身体疾患の可能性
> - 随伴症状（発熱，体重減少，息切れ）➡ 感染症・悪性腫瘍・心肺疾患の可能性
> - 高齢者 ➡ 随伴症状が出にくい，明らかな異常がなくてもフォローアップは必要
> - 希死念慮 ➡ 即精神科コンサルト

帰してはいけない患者の見分け方

　全身倦怠感を訴える患者は多く，原因はきわめて多彩であり，生理的なものから身体疾患，精神疾患，薬物副作用までさまざまである．頻度が多いのは肺炎や尿路感染症などの感染症，悪性腫瘍，うつなどの精神疾患である．その他，貧血，心不全，慢性閉塞性肺疾患（COPD：chronic obstructive pulmonary disease），糖尿病，甲状腺機能異常，副腎不全などがある（**表1**）．

　とくに帰してはいけない疾患は，感染症では敗血症，感染性心内膜炎，胆管炎，膿瘍であるが，基礎疾患があれば肺炎や尿路感染症などの一般的な感染症でも重症化しうるため，必ず確認する．その他心筋梗塞，心不全，高血糖，副腎機能不全，希死念慮のあるうつ病などが挙げられる．

病歴

　発症が比較的急性の場合は感染症や心血管疾患の可能性を必ず考える．患者背景（内服薬，基礎疾患，精神疾患の既往など）は必ず確認する．

　随伴症状として，発熱，体重変化，息切れを確認する．うつ病のスクリーニングとして，不眠，食欲不振，興味・喜びの消失，抑うつ気分などの確認も必要である（→p8, 84）．

身体所見

　まずバイタルサインや全身状態から緊急性・重症度があるか判断する．呼吸数は測定されないことも多いが，異常があると感染症，呼吸器・循環器疾患，代謝性疾

表1　全身倦怠感を起こす疾患

心理的	うつ病，不安，薬物乱用	腫瘍	不顕性の悪性腫瘍
心臓系	心不全	薬物	抗うつ薬，抗ヒスタミン薬，降圧薬，ベンゾジアゼピン，睡眠導入薬，麻酔薬
内分泌系	Addison病，糖尿病，甲状腺疾患		
消化器系	吸収不良症候群		
血液系	貧血	呼吸器系	慢性閉塞性肺疾患，睡眠時無呼吸症候群
感染症	心内膜炎，結核，HIV，肝炎		
		リウマチ性	関節リウマチ，SLE

患（糖尿病性ケトアシドーシス）などの重大疾患の手がかりとなる場合があるため測定すべきである．全身倦怠感の原因は多岐にわたるため，全身の注意深い診察が必要となる．

検査

　高齢者である場合と体重減少を伴う場合は，重篤な疾患が隠れている頻度が高く，積極的に検査する．検査の中で頻度が多いが異常が見逃されやすいものとしては，血清カルシウム，甲状腺ホルモン，コルチゾール，薬物血中濃度（ジゴキシンなど）などがあり，異常値の可能性があれば追加する．感染徴候（発熱，炎症反応上昇）がある際は血液・尿培養を施行すると，結果が診断の助けになることがある．

　診断が明らかでない場合，とくに高齢者や体重減少を伴う場合は重大な疾患が潜んでいる可能性が高く，細かいフォローアップが必要である．

これは安心　green light

- 慢性的でバイタルサインに異常がなく，体重変化・うつ傾向がない全身倦怠感．

General rule

★ 高齢者の全身倦怠感では，常に重大疾患の可能性を考える！
★ 全身倦怠感に発熱・体重減少・息切れを伴う場合は要注意！　とくに体重減少は要注意でフォローアップが必要！
★ 全身倦怠感をみたら，うつ病のスクリーニングを行う！

（齋藤雄之）

体重減少

見逃すな！ red light

- 希死念慮を伴ううつ病
- 口渇・多飲多尿などの病歴 ➡ 糖尿病ケトアシドーシス
- 発熱 ➡ 亜急性心内膜炎や結核などの感染症
- 悪性腫瘍
- 甲状腺機能亢進症

帰してはいけない患者の見分け方

　医学的な体重減少とは「通常の体重から過去6〜12か月で5％以上（もしくは4.5 kg）の減少」と定義されている．数日でそれほどの体重が減ることはないため，体重減少を主訴に受診した場合でも通常は数か月〜年単位の経過であり，緊急性があるものは少ない．また，体重減少を主訴に受診していても，実際に計測してみると減少していない場合も多く，診察室で測定したり，ベルトや服装での違いをたずねてみたりするのもよい．健診を受けている場合，異常の有無が参考となる以外に，体重の比較にも利用できる．

　有意な体重減少の場合でも，体重減少だけの症状である場合は少なく，その随伴症状から問診・身体所見を通して，鑑別を進めていけばよい．どの患者にも当てはまることではあるが，バイタルサインは鑑別・緊急性の判断に重要である．

希死念慮を伴ううつ病

　2週間以上続く「抑うつ気分」「興味・喜びの消失」でスクリーニングする（→ p8）．感度96％であり，両方とも否定であれば陰性尤度比（LR-）0.05である．うつ病の既往や他の疾患の合併，家族歴，社会的背景などがリスクとなる．希死念慮を伴うようであれば，精神科へコンサルテーションが必要．

発熱

　微熱でも注意が必要．亜急性心内膜炎や結核などの感染症の鑑別が必要．心雑音の出現や弁膜症の既往，最近の外科処置，感染者との接触などをチェックする．

口渇・多飲多尿・糖尿病の既往

バイタルサインをチェックして頻脈，血圧低下，頻呼吸がみられるようなら，糖尿病ケトアシドーシスを疑い，血糖，血液ガスの評価を行う．

その他のバイタルサインの異常

尿毒症，電解質異常，感染症，甲状腺機能亢進症など．COPDや重度の心不全でも体重減少が起こりうる．

　これ以外に，それぞれの随伴症状による「帰してはいけない」ポイントがあるので，他項も参照してほしい．

　また，摂食障害が隠れている場合もあり，身体イメージの障害がないかをチェックする（ただし初診時には否定される場合もある）．無月経や体重増加に対する恐怖も参考になる．また緩下剤の乱用などで電解質異常を合併している可能性があり，注意が必要である．

　数か月〜年単位での体重減少は，新たな症状出現がなければ（精査，フォローは必要だが）急ぐ必要はない．

これは安心 green light

- 実際に体重を測定してみて，減少していないもの．
- 意図的なダイエットの成果で，今は安定している．
- 年単位で増加した体重が元に戻ったもの．

General rule

★ 体重減少を主訴に受診したら，まずは本当に減っているか確認！
★ バイタルサインの異常がないかチェック！

（廣瀬由美）

食欲不振

⚠ 見逃すな！ red light

- うつ病などの精神疾患，慢性疾患
- 結核 ➡ 既往歴，家族歴，呼吸器症状などを確認する
- 摂食障害 ➡ 食欲の変化を訴えない，体重変化，無月経などを確認する
- 脱水所見 ➡ 入院，補液を考慮する

👓 帰してはいけない患者の見分け方

食欲不振は，基本的にはどの疾患でもきたしうる症候である．

まずは具体的にどのくらい食べているのか，体重減少はあるのかを問診する．体重の変化は，「どのくらいの期間で何kg減少したのか」を必ず確認する．医学的な体重減少は「通常の体重から過去6～12か月で5％以上（もしくは4.5kg）の減少」を指すが，これを満たさなくても短期間で数kgの体重減少が意図せずに生じているとしたら注意が必要であろう．また，実際の食事内容や，水分摂取が可能かなども問診する．

食事摂取不良を主訴に来院した場合でも，とくに家族などに連れられてきた場合は，食欲がないのか，痛みや嘔気などの症状があって食べられないのかを確認することも重要である．

次に呼吸器・消化器症状や微熱，リンパ節腫大などの随伴症状に注意して，問診，身体診察をし，慢性疾患や消化器疾患がないか検索する．身体的な疾患が指摘できないときは，抑うつ状態や他の精神疾患がないか，さらに問診を進める．

皮膚ツルゴールの低下，口腔内の乾燥などの脱水を示唆する所見がある場合，水分摂取ができない場合は，補液，入院を考慮する．

悪性腫瘍

寝汗，発熱，リンパ節腫脹など，悪性腫瘍を疑わせる病歴・身体所見に注意する．健康診断の受診歴や飲酒・喫煙歴の聴取も重要である．

慢性疾患（心不全，COPD，結核など）
　既往歴，随伴症状に注意して問診，身体診察を行う．寝汗や呼吸器症状，結核の既往，家族歴に注意する．

消化器疾患
　嘔気，下痢，血便・黒色便，心窩部痛などの症状に注意する．胃・十二指腸潰瘍や炎症性腸疾患が疑われるときは内視鏡検査を考慮する．

薬剤
　薬剤やカフェイン，喫煙によっても食欲不振が起こることがある．必ず内服歴，とくに最近開始・変更された薬剤の確認を．

抑うつ状態
　「抑うつ気分」「興味・喜びの喪失」について問診する（→p8）．抑うつ状態に伴う食欲不振があるときは，「何を食べてもおいしくない」「砂を嚙んでいるような感じ」といった訴えがあることもある．

摂食障害
　神経性食欲不振症の患者は基本的に活動的であり，病識がない．患者に食欲不振を否定されても，著明なるいそうや誘発嘔吐，電解質異常など摂食障害を疑わせる所見や病歴がある場合は，精神科への紹介が必要である．

これは安心 green light

- 急性の感染症や消化器疾患など，食欲不振の原因が特定できており，水分摂取ができれば安心．
- 慢性的な経過でも体重減少や他の随伴症状を伴わない場合は，急がなくてもよい．外来でフォローの予定を．

General rule

★消化器疾患だけでなく，結核やCOPD，心不全など，他の慢性疾患も忘れずに！
★抑うつなどの精神症状もチェック！

（伊藤　慎・廣瀬由美）

咽頭痛

見逃すな！ red light

- 吸気性喘鳴 ➡ 吸気時に聴取される喘鳴(stridor)は上気道狭窄を示す．急性喉頭蓋炎，クループ，気道異物などの窒息寸前の状態のサイン
- 開口障害，一側の咽頭痛，嚥下痛，放散耳痛 ➡ 単なる扁桃炎と侮ることなかれ．扁桃周囲膿瘍の存在を疑え
- 異物誤飲のエピソード ➡ 咽後膿瘍の可能性あり
- 咽頭発赤のない強い嚥下痛，喉頭痛 ➡ 急性喉頭蓋炎．stridor，呼吸困難感，流涎があればとくに危険

帰してはいけない患者の見分け方

咽頭痛では，まずは上気道狭窄の有無を瞬時に判断する．さらに随伴症状により緊急疾患の可能性を探りながら，状態が許せば診察，検査へと進む．

上気道閉塞症状あり

気道確保をしながらすぐに人を集める．クループや急性喉頭蓋炎では患者を興奮させず，無理に口腔内観察をしようとしないこと．

特有の咳

5歳までに多いケンケンした咳(犬吠様咳嗽)ではクループを考える．嗄声，吸気性喘鳴を加えたものが三徴．頸部X線軟線撮影ではpencil signを認める．

咽頭所見

一側扁桃周囲粘膜，軟口蓋の腫脹，口蓋垂偏位など著しい左右非対称の所見があれば，扁桃周囲膿瘍を考える．逆に咽頭所見で異常を認めず，強い嚥下痛，嗄声，こもった声，嚥下困難，流涎などを伴えば，必ず急性喉頭蓋炎を考える．小児なら前頸部正中の圧痛(38%に出現)が重要[1]．成人における急性喉頭蓋炎症状の特徴として，小児よりも進行がゆっくりなことがあり，106症例中65%は症状出現後2日以内に受診していたが，9%は1週間以上経過後に受診している[2]．

これらの疾患は突然の気道閉塞，窒息や敗血症につながり，急速に全身状態が悪

化することが多いため見逃しは許されない．画像検査などの際にはモニタリングをしつつ気道確保用具を持参し，気管挿管に精通した医師が同伴すべきである．

下顎・頸部所見

炎症所見を伴った下顎部腫脹では Ludwig angina，頸部の炎症所見が高度な場合は咽頭間隙膿瘍を考慮し造影 CT を行う．咽頭炎，扁桃炎の患者が頸部の疼痛（嚥下痛，頸部叩打痛，下顎角や胸鎖乳突筋に沿った圧痛など）を呈していれば Lemierre 症候群（上気道炎が先行する感染性血栓性頸静脈炎）を考慮する．

妊婦

妊娠後期の咽頭痛では劇症型 A 群連鎖球菌感染症（分娩型）の存在を考えておかなければならず，過強陣痛に注意を払うよう妊婦に指導する．

急性冠症候群（ACS：acute coronary syndrome）

非典型的症状として，放散痛としての咽頭痛だけが主症状の ACS 患者がいる．咽頭痛患者で上気道感染や局所に痛みを説明できるものがなく，心疾患リスクが高い場合では心電図をとってみる．

その他，数週間持続する感冒症状を伴っていれば性交渉歴を鑑み，HIV 検査は提出しておく．

これは安心 green light

- 上記の随伴症状のない咽頭痛．
- 可視範囲に水疱のある咽頭痛は，たいてい安心．

General rule

★咽頭痛ではまず上気道閉塞の有無を意識する！
★簡単に上気道炎と侮るなかれ．随伴症状・所見を確認せねば緊急疾患を見逃す！
★頸部に圧痛のある咽頭痛は要注意！

■文献
1) Mayo-Smith MF, et al: Acute epiglottitis: an 18-year experience in Rhode Island. Chest **108**: 1640-1647, 1995.
2) Ng HL, et al: Acute epiglottitis in adults: a retrospective review of 106 patients in Hong Kong. Emerg Med J **25**(5): 253-255, 2008.

（松田洋祐）

リンパ節腫脹

見逃すな！ red light

- 見逃せない病歴・随伴症状 ➡ 体重減少，遷延性発熱，食欲低下，盗汗，同性愛者，不特定多数との性行為，薬物注射歴
- 見逃せない身体所見 ➡ リンパ節所見（2 cm 以上，硬い，可動性が乏しい）がある，鎖骨上リンパ節，増大傾向がある，経過が長い，40 歳以上

帰してはいけない患者の見分け方

　リンパ節腫脹の must rule out は結核，悪性腫瘍（血液腫瘍含む），HIV 感染症である．上記疾患を意識した病歴聴取，診察，検査を行う．基本的にはリンパ節腫脹以外に何らかの症状・身体所見が存在することが多く，それが診断に必ず役立つ．

　リンパ節腫脹をきたす疾患は非常に多いが，リンパ節腫脹で来院した患者のうち 58％ は診断がつかない非特異的リンパ節腫脹だったという報告[1]もあり，確定診断にこだわらず，見逃せない疾患の除外を意識する．

病歴聴取
　随伴症状（発熱，耳鼻咽喉症状，盗汗，体重減少）の有無，海外渡航歴，性的指向や不特定多数との性行為の有無，薬物注射の有無などは注意が必要である．

リンパ節の触診
　①部位，②大きさ，③硬さ，④圧痛，⑤可動性の 5 点に着目する．
部位：限局性（1〜2 か所のみ），全身性（3 か所以上）を区別する．そのために，必ず頭頸部，鎖骨上，腋窩，滑車上，鼠径の各部位の触診をすること！ 限局性であれば，その近隣や上流部位の病変検索を行う．
大きさ：基本的には長径 1 cm 以上をリンパ節腫脹とする．ただし，小児や鼠径部などでは比較的大きめのリンパ節を触知することがある．
硬さ：悪性腫瘍，転移性腫瘍は石のように硬い．リンパ腫はゴム状，結核はやや硬め，それ以外は比較的軟らかい．
圧痛：一般的に悪性腫瘍は痛みがないが内部壊死を起こすと痛みを伴うため，圧痛

表1 頸部リンパ節生検の prediction rule

	あり	なし
胸部 X 線所見	+5	0
大きさ 2 cm 以上	+3	0
耳鼻咽喉症状	−3	0

例）胸部 X 線異常なし（0 点），大きさ 2.3 cm（3 点），耳鼻咽喉症状なし（0 点）の場合は 0＋3＋0−2＝1（ゼロ以上）となり，リンパ節生検の適応となる．

の有無でのみ良・悪性は判断できない．
可動性：結核，悪性腫瘍などでは周囲組織との癒着から可動性不良．

検査

採血（血算・血液分画・生化学），胸部 X 線．

これは安心 green light

Slap らの頸部リンパ節生検の prediction rule[2]（表1）が参考になる．合計点から2点を減じたスコアがゼロ以上の症例を生検適応とした場合，「悪性疾患もしくは肉芽腫」に対する感度95%，特異度96% である．
感度の高いスコアであり，生検を必要とするリンパ節腫脹の除外に使える．
- 胸部 X 線所見で異常がなく，大きさ 2 cm 以下で，耳鼻咽喉症状があれば安心．
- 長期間の経過で拡大していないものは安心．

General rule

★リンパ節腫脹では，結核，悪性腫瘍，HIV を忘れない！
★頸部リンパ節腫脹では，胸部 X 線所見，大きさ 2 cm 以上，耳鼻咽喉症状に注目する！

■文献
1) Vassilakopoulos TP, Panqalis GA: Application of a prediction rule to select which patients presenting with lymphadenopathy should undergo a lymph node biopsy. Medicine（Baltimore）**79**(5)：338-347, 2000.
2) Slap GB, et al: When to perform biopsies of enlarged peripheral lymph nodes in young patients. JAMA **252**(10)：1321-1326, 1984.

（矢吹　拓）

浮腫

見逃すな！ red light

- 片側性 ➡ 局所的な浮腫のサイン．片側性ではまず緊急性の高い深部静脈血栓症（DVT：deep venous thrombosis）から除外すること！
- 頸静脈怒張 ➡ 静脈圧上昇のサイン．右心不全・腎不全や，肺塞栓，上大静脈（SVC：superior vena cava）症候群など重大疾患の可能性がある！
- 急速な頭頸部浮腫 ➡ アナフィラキシーショックを起こしてないか，ABCD（A：Airway，B：Breathing，C：Circulation，D：Diarrhea）をチェック！

帰してはいけない患者の見分け方

浮腫の鑑別では，①浮腫の分布（片側性か両側性か，全身性か局所性か），②頸静脈怒張，③○○不全（心不全，腎不全，肝不全〔肝硬変〕，呼吸不全），④低アルブミン血症，⑤使用薬剤，が大きな鍵となってくる．

片側性（局所性）か両側性（全身性）か

片側性は局所的な浮腫があるサインであり，局所の閉塞機転・循環不全が疑われる．まず緊急度の高いDVTの除外が必要．Wells score（**表1**）やDダイマー，下肢静脈エコーをチェックする．また肺血栓塞栓症も疑わしければ血液ガス分析，造影CTが必要となることもある．発赤，腫脹がある場合，蜂窩織炎やうっ滞性皮膚炎などとの鑑別が難しい．他にはリンパ浮腫，静脈還流不全などが考えられる．

両側性は全身性浮腫のことが多く，重力により一般的に顔面・上肢の浮腫は朝方に強く，下肢の浮腫は夕方に増悪する．寝たきり患者では腰背部に浮腫が認められる．右心不全・腎不全，肝硬変，ネフローゼ症候群・吸収不良・低栄養・悪性腫瘍などによる低アルブミン血症，NSAIDs・降圧薬・ピオグリタゾンなどによる薬剤性浮腫などが考えられ，胸部単純X線撮影，心エコー，採血での腎機能・肝機能・血清アルブミン値のチェック，尿蛋白測定を行い，必要に応じてさらに精査する．なお下肢では大動脈と大静脈の解剖学的関係から左側が優位にむくみやすい．

頭頸部の浮腫は一般的に全身性のものとされるが，頭頸部のみの，分〜時間単位

表 1　Wells score （文献 1 より）

・活動性の癌（現在〜6 か月以内に治療 or 緩和） ・下肢の完全/不全麻痺 or 最近のギプス固定による不動 ・3 日以上の安静臥床 or 大手術が 4 週以内 ・深部静脈系の分布に沿った局所的圧痛	・下肢全体の腫脹 ・無症状側と比較し 3 cm 以上の腓腹部腫脹（脛骨粗面下で測定） ・下腿の圧痕浮腫 ・側副表在静脈（静脈瘤ではない） ・DVT より他疾患の可能性が高い or 同等

3 点以上：高リスク，1〜2 点：中リスク，0 点以下：低リスク

で発症した急速な浮腫は血管浮腫の可能性が高く，アナフィラキシーショックに急速進行する場合があり，アナフィラキシーの ABCD のチェックが必要である．

頸静脈怒張

静脈圧上昇のサインで，右心不全，腎不全を疑う所見である．右上肢や頭頸部の浮腫と同時の場合は SVC 症候群，片側下肢の局所的な浮腫と同時の場合は肺塞栓を疑うサインともなる．そのため，発症して数日以内の場合などにはとくに，これらを起こしうる基礎疾患の早急な精査が必要であり，呼吸器症状などの有無を同時に確認し，必要に応じて胸部単純 X 線，心エコー，採血，血液ガス分析などを行う．

圧痕（pitting）か非圧痕（non-pitting）か

低アルブミン血症の際には圧痕浮腫（pitting edema）となるが，とくに 3 か月以内に発症した低アルブミン血症の場合には圧痕が元に戻る時間（pit recovery time）が 40 秒未満であることが一般的である．その際には悪性腫瘍などを含めた検索を行う．非圧痕浮腫（non-pitting edema）ではリンパ浮腫や甲状腺機能異常が疑われるため，スクリーニングとして甲状腺刺激ホルモン（TSH）を測定する．

これは安心 green light

・呼吸不全がなく緩徐に発症した全身性浮腫は，外来精査が可能．

General rule

★DVT の rule out が最優先！

■文献
1) Wells PS, et al: Value of assessment of pretest, probability of deep-vein thrombosis in clinical management. Lancet 350(9094): 1795-1798, 1997.

（廣瀬知人）

発疹

見逃すな！ red light

- 粘膜変化を伴う発疹 ➡ 重症薬疹, 感染症の可能性
- 低酸素血症, 血圧低下 ➡ 重症感染症, 重症敗血症, アナフィラキシーの可能性
- 眼周囲(三叉神経第1枝領域)の帯状疱疹
- 血小板減少

帰してはいけない患者の見分け方

外来で出会う頻度としては蕁麻疹, 接触性皮膚炎, ウイルス感染に伴う発疹などが多い. 大部分の発疹は生命を脅かすような重大・緊急性のある疾患ではないが, アナフィラキシー, TEN(toxic epidermal necrolysis, 中毒性表皮壊死症)・SJS (Stevens-Johnson syndrome, 粘膜皮膚眼症候群)などの薬疹, 重症感染症(敗血症, 壊死性筋膜炎, TSS〔toxic shock syndrome, 毒素性ショック症候群〕など), 血小板減少症などの凝固異常, 眼周囲(三叉神経第1枝領域)の帯状疱疹などは生命の危機や機能予後を悪化させるため, 帰してはいけない疾患である.

発疹は病変の形態学的特徴で紅斑, 紫斑, 水疱, 膨疹などに分けられ, パターン認識にて診断されることがある. しかし発疹を正確に表現し, 発疹から診断するには豊富な知識と経験を要する. まずは重大・緊急性の高い疾患の発疹特徴や随伴症状などを知り, 見逃さないようにすることが必要である.

アナフィラキシー

瘙痒を伴う膨疹, 紅斑, 粘膜疹などを認める. 初期は蕁麻疹様にみえることもあるため, 随伴症状として呼吸苦などの呼吸器症状, 下痢などの消化器症状, 血圧低下, 低酸素血症, 気道狭窄音, 喘鳴, 血管浮腫に注意が必要である. 疑われればすぐに血管確保などの救急処置が必要である.

TEN, SJS

前駆症状として発熱, 頭痛, 筋痛, 呼吸器・消化器症状を認め, 急速に進行する疼痛を有する皮疹, 粘膜の疼痛性びらん, 広範な水疱形成または皮膚脱落を認め

る．疑いがあればすぐに皮膚科コンサルトが必要である．

感染症

　発熱を認めることが多く，敗血症では紅斑，紫斑，膿疱などの敗血疹を認めることがある．感染性心内膜炎では疼痛を伴う皮下結節の紅斑(Osler 結節)，無痛性紅斑(Janeway 斑)や点状出血を認めることがある．壊死性筋膜炎では紅斑，水疱，表皮剝離，紫斑，点状出血など多彩な皮膚症状を認める，蜂窩織炎と鑑別が困難な場合があり，MRIで筋膜への炎症波及の有無を確認する必要がある．治療には早期のデブリドマンが必要不可欠である．TSSでは全身にびまん性紅疹を認め，ショック，多臓器障害を起こす．月経用タンポンが原因となることがある．髄膜炎菌性髄膜炎では点状出血皮疹を認めることがある．

血小板減少症・凝固異常

　特発性血小板減少性紫斑病(ITP：idiopathic thrombocytopenic purpura)，血栓性血小板減少性紫斑病(TTP：thrombotic thrombocytopenic purpura)，播種性血管内凝固(DIC：disseminated intravascular coagulation)など，点状出血・紫斑を認め，臨床症状として鼻出血，歯肉出血，月経過多を認めることもある．

帯状疱疹

　前駆症状として疼痛を，その後水疱を認めることが多い．中でも鼻尖部の発疹(Hutchinson 徴候)には注意が必要で，眼周囲の帯状疱疹の可能性があり，角膜損傷を起こし失明することがあるため緊急に対応する．

これは安心 green light

- 瘙痒を伴う膨疹が数時間以内に移動・寛解し，他に随伴症状がないようなら蕁麻疹．
- 接触の明らかな接触性皮膚炎は帰宅させてよい．
- ウイルス感染流行期の典型的な発疹であれば帰宅可能．しかし感染防止に留意．

General rule

★ 発熱，粘膜疹，喘鳴など随伴所見を確認する！
★ 蕁麻疹と思ってもアナフィラキシーの可能性を考慮し，粘膜・呼吸器・消化器症状の確認が必要！
★ 一度の診察での診断は困難なことがあり，経過観察が重要！

（齋藤雄之）

発熱

> **見逃すな！** red light
>
> - ショックの有無
> - SIRS（全身性炎症反応症候群，**表 1**）の有無
> - 意識障害・せん妄・痙攣などの中枢神経症状

帰してはいけない患者の見分け方

　発熱診療では熱源を明らかにすることが最も重要である．発熱をきたす疾患は多く，感染症，悪性腫瘍，膠原病，薬剤などがある．中でも帰してはいけない緊急性の高い疾患として敗血症性ショック，細菌性髄膜炎，脳炎，脳膿瘍，急性喉頭蓋炎，扁桃周囲膿瘍，感染性心内膜炎，硬膜外膿瘍，壊死性筋膜炎などが挙げられる．また細菌性髄膜炎が疑われる場合はすぐに治療をしないと予後不良となるため，疑われたら熱源精査よりも血液培養施行後エンピリカルな治療が優先される．即治療が必要な非感染症としては，副腎機能不全，甲状腺クリーゼ，悪性症候群などがある．

　バイタルサインなどからすぐに治療が必要な状況でなければ，病歴・身体所見から熱源を探り精査を進める．熱源がはっきりすれば，治療の選択・期間を決定でき，その後の経過などが予想できるため，ひと安心である．

病歴

　随伴症状から熱源を推定できることがある．頭痛，咳嗽，喀痰，腹痛，下痢などの一般的な症状の聴取に加え，重大な疾患を想起させる症状として嚥下困難（急性

表 1　SIRS（systemic inflammatory response syndrome）の鑑別

① 体温＞38℃ または＜36℃
② 脈拍＞90 回/分
③ 呼吸数＞20 回/分または $PaCO_2$＜32 mmHg
④ WBC＞12,000/μL または＜4,000/μL または桿状核球

SIRS では敗血症を疑う．SIRS は①〜④のうち，2 項目以上を満たす状態．

喉頭蓋炎，扁桃周囲膿瘍)，膀胱・直腸障害(硬膜外膿瘍)なども聴取する．既往から免疫低下を起こすような基礎疾患や服薬(糖尿病，ステロイド・免疫抑制剤・抗癌剤使用，アルコール多飲)を確認することは必須である．また内服薬，ペット，海外渡航，感染者との接触，性活動についても確認を行う．

　ガタガタ震えるような悪寒は，血液培養陽性率が高いといわれている．

身体診察

　まずバイタルサインを確認する．とくに高齢者は所見が出にくいため，注意深い診察が必要である．一般診察では見逃しやすい所見としては，髄膜刺激徴候(髄膜炎)，頬部圧痛・叩打痛(副鼻腔炎)，鼓膜発赤・膨隆(中耳炎)，開口障害・口蓋垂偏位(扁桃周囲膿瘍)，口腔内(歯髄炎，智歯周囲炎)，甲状腺圧痛(甲状腺炎)，背部聴診背所見(肺炎，誤嚥性肺炎)，心雑音(感染性心内膜炎)，Murphy 徴候(胆嚢炎)，CVA 叩打痛(腎盂腎炎)，脊椎叩打痛(脊椎炎)，直腸診(前立腺炎，肛門周囲膿瘍，硬膜外膿瘍)，背部・臀部(褥瘡感染)，手指 Osler 結節(感染性心内膜炎)，四肢(蜂窩織炎，壊死性筋膜炎)，関節(化膿性関節炎，偽痛風)，皮膚(出血斑：髄膜炎菌血症，紫斑・点状出血：敗血症・DIC)などが挙げられる．

検査

　病歴・診察で熱源が推定できた場合，必要な検査を行う．精査を行っても熱源がわからない場合，全身状態が不良であれば帰宅させない．全身状態が落ち着いていても高齢者・基礎疾患のある患者では数日程度でフォローアップを行うことが安全である．

これは安心 green light

- 急性発症で発熱・咳嗽・鼻汁・咽頭痛がそろえば，風邪症候群の可能性が高い．
- 基礎疾患のない熱源が明らかな感染症は，治療・経過などが予測でき一安心．

General rule

★熱源を徹底的に探す．高齢者は所見が出にくいので慎重に診察を行う！
★髄膜炎を疑ったらすぐ治療！　迷わず髄液穿刺を！
★安易に「風邪ですね」と言わない！

(齋藤雄之)

頭痛

見逃すな！ red light

- 見逃せない病歴・随伴症状 ➡ 突然発症（数秒〜数分で最強点に達する），人生最大，発熱を伴う，神経巣症状を伴う，嘔気のない嘔吐，増悪傾向，視力低下，担癌患者，免疫不全患者，外傷歴
- 見逃せない身体所見 ➡ 意識障害，項部硬直，Kernig 徴候，瞳孔左右差，神経所見異常，Cushing 現象，眼球充血，側頭動脈怒張

帰してはいけない患者の見分け方

　頭痛症状を訴える患者で帰してはいけないのは，頭蓋内病変（くも膜下出血，脳出血，髄膜〔脳〕炎），頭蓋外病変（側頭動脈炎，緑内障）である．しばしば頭蓋内病変に注意が向きがちで，頭蓋外病変を見落とすので意識して問診・診察を行うこと．
　病歴聴取のポイントはSNOOP（表1）である．
　頭部単純CTでは，上記の帰してはいけない患者のうち，くも膜下出血と脳出血しかわからず，くも膜下出血もCTが正常でも完全には否定できないので，画像検査には過剰に頼りすぎない．病歴が命．疑った場合には脳神経外科医とも相談しつつ，髄液検査や頭部MRAなどの精査を行う必要がある．
　Cushing現象は，頭蓋内圧に伴う血管圧迫により脳血流が減少し，代償反応として血圧上昇と迷走神経反射による徐脈を同時に起こす現象である．意識障害患者のスタディ[1]では，収縮期血圧が90 mmHg未満であれば脳病変の存在に対する尤度

表1　病歴聴取のポイント（SNOOP）

S	Systemic symptoms	全身症状（発熱，倦怠感，るいそう，筋痛）
	Systemic disease	全身性疾患（悪性腫瘍，AIDS）
N	Neurological	神経巣症状
O	Onset abrupt	突然の発症，雷鳴頭痛，急速に悪化
	Older	40歳以上の新規発症
P	Pattern change	以前と異なる頭痛（頻度，持続，性状，重症度）

表2 POUNDスコア

P	Pulsatile quality	拍動性
O	duration 4〜72 hOurs	持続時間
U	Unilateral location	片側性
N	Nausea/vomiting	嘔気/嘔吐
D	Disabling intensity	生活への支障

4項目以上陽性は+LR 24(1.5-388)
3項目陽性は+LR 3.5(1.3-9.2)
2項目以下陽性は+LR 0.41(0.32-0.52)

比が0.04, 170 mmHg以上であれば6.09とされている.収縮期血圧と脈拍で簡便にスクリーニングできるので,頭蓋内病変の存在を考えるうえで参考になる.

これは安心 (green light)

- jolt accentuation(首を左右に振ってもらう.頭痛が増強すれば陽性), neck flexion test(頭部を前屈してもらう.痛みで下顎が胸部に付かなければ陽性)はいずれも髄膜炎に対する感度が高い.どちらも陰性の場合には髄膜炎はほぼ否定的といえる.
- 片頭痛の予測としてPOUNDスコア(表2)がある.4項目以上陽性の場合に陽性尤度比は24と高いが,基になったスタディ[2]の患者数が少ないため,利用には注意が必要.このスコア以外に前駆症状(閃輝暗点や聴覚過敏など)も重要である.

General rule

★眼球,側頭動脈は必ずみる!
★突然,最悪,増悪傾向は見逃さない!

■文献

1) Ikeda M: Using vital signs to diagnose impaired consciousness: cross sectional observational study. BMJ **325**: 800, 2002.
2) Detsky ME, et al: Does this patient with headache have a migraine or need neuroimaging? JAMA **296** (10): 1274-1283, 2006.

(矢吹 拓)

めまい

見逃すな！ red light

- 口周囲のしびれ ➡ 中枢性（脳幹の虚血症状）の可能性
- 歩けない ➡ 失調症状，中枢神経症状の可能性を除外しきれていない
- 難聴 ➡ めまいと同時発症なら突発性難聴の可能性．即コンサルト
- 状況がはっきりしない presyncope ➡ 安易に血管運動性失神と診断してはいけない．最低でもフォローアップが必要

帰してはいけない患者の見分け方

ひと口に「めまい」といっても，その種類により鑑別診断と重症度の判断は全く異なる．めまい患者をみたら，まずは回転性めまい（vertigo），失神性めまい（presyncope），浮動感（dizziness）のいずれかを判断する．

Vertigo

vertigo で帰してはいけないのは中枢神経性疾患，突発性難聴である．まず，めまいと同時期に発症する頭痛，神経症状，難聴の有無を確認する．次に，最も頻度が高く，また病歴と所見のみで診断できる良性発作性頭位めまい症（BPPV：benign paroxysmal positional vertigo）の有無を確認する．

安静時にも症状がある場合は，カロリックテスト（耳鏡で鼓膜に穴がないことを確認し冷水 20 mL を外耳道に注射器で注入．通常は対側に向かう眼振が誘発される）を行う．眼振が誘発されない側があれば陽性であり，前庭神経炎などの末梢性めまいである可能性が高い．

Presyncope

presyncope で帰してはいけないのは心原性失神（不安定狭心症，不整脈），循環血液量減少症（hypovolemia），貧血である．心電図と Schellong 試験（臥位と立位で血圧・脈拍を測定し，立位で収縮期血圧 20 mmHg 以上の低下または脈拍 20 回/分以上の上昇で陽性とする）は必須である．

必要に応じて，Holter 心電図や運動負荷心電図，貧血のチェックを行う．神経

学的所見を全く伴わない場合，頭部 CT・MRI 検査は不要である．

Dizziness

　dizziness では，スクリーニングの神経診察を行う．とくに失調症状に注意する．歩行できない患者は帰してはいけない．

すべてのめまい

　すべてのめまいに共通する重要な情報として，バイタルサイン，基礎疾患，内服薬(降圧薬など)について確認する．

これは安心 green light

- 「30 秒〜1 分以内に改善し，安静時には症状がない」を満たす頭位変換性の vertigo であれば BPPV．歩けるようなら帰してよい．
- presyncope であることが症状出現時の状況から明らかで，かつ心原性，起立性低血圧，出血，薬剤性などが否定できれば，血管運動性失神であり，安心．出血には注意！

General rule

★失神性のめまいには，CT よりも心電図！
★BPPV ではない，歩けないめまいは帰してはいけない！

（小曽根早知子）

失神

> **見逃すな！** red light
>
> - 坐位・臥位もしくは労作中の失神，動悸・胸痛などの胸部症状のある失神，前駆症状のない失神 ➡ 心原性失神の可能性
> - 低血圧が遷延する失神 ➡ 重篤な貧血の可能性
> - 失神直前の状態(presyncope)は失神と全く同じ症候として考える！

帰してはいけない患者の見分け方

　失神の原因は，起立性低血圧，貧血による失神，神経調節性失神症候群，心原性失神，の4つの順に分けて考えるとわかりやすい．また鑑別診断(失神と紛らわしい疾患)として，てんかん，睡眠時無呼吸症候群，脱力発作(ナルコレプシー)を挙げることができる．

起立性低血圧
　仰臥位から立位への体位変換時に圧受容器反射系異常，循環血漿量低下時に高度の血圧低下をきたす病態．Schellong試験(仰臥位から立位への体位変換直後と3分後に血圧・脈拍数を測定し，収縮期血圧が20 mmHg以上低下もしくは，脈拍数が20回/分以上増加したら陽性)で診断する．薬剤性もしくは自律神経失調をきたす疾患(糖尿病など)が基礎として存在する場合がある．

貧血
　起立性低血圧による失神と診断したら，貧血がないか必ず確認する．消化管出血，腹部大動脈瘤・子宮外妊娠の破裂などによって重篤な貧血が生じると，血管内容量が減少し起立性失神を起こす可能性がある．

神経調節性失神症候群(血管迷走神経性失神，状況失神，頸動脈性失神)
　長時間の起立，肉体的・精神的ストレス，痛み，頸動脈洞への刺激，咳嗽，排便・排尿など特定の状況によって迷走神経の過緊張をきたし，一過性の血圧低下，徐脈を生じることで失神を引き起こす病態．神経調節性失神症候群は，めまい，嘔気，冷汗などの前駆症状を伴うことが多い．基本的に予後は良好である．

心原性失神

　心筋梗塞，肺血栓塞栓，不整脈，弁膜症，心筋症などが原因となりうる．心原性失神をきたした患者の1年以内の死亡率は30%にも上るという報告があり，絶対に見逃してはならない失神の1つである．坐位や労作時に起きた失神，前駆症状がない失神，胸痛や動悸を伴う失神は心原性失神を疑わせる．突然死の家族歴や，心不全の既往歴に注意する．心原性失神を疑う病歴，心雑音，心電図異常を認めた患者には入院を勧め，精査を施行する．

すべての失神

　まず「失神」かどうかを確認する（てんかんや睡眠発作を除外）．外傷の有無の確認も忘れずに行う（とくに頭蓋内出血）．失神を起こした状況，家族歴，既往歴，内服薬を詳しく聴取する．バイタルサインのチェック，身体診察（とくに心音），心電図・血液検査を行い，心原性失神が疑われる場合には入院を勧める．

これは安心 green light

- 立位直後の失神であり，Schellong試験陽性の場合，血管内容量の減少が否定できれば起立性調節障害．貧血などの重篤な基礎疾患がなければ帰してよい．
- 前駆症状があり，立位継続時，もしくは特定の状況（排尿・排便後，咳嗽）での失神は神経調節性失神症候群．帰してもよい．

General rule

★失神をみたら，発作を起こした状況を詳しく確認！
★常に心原性失神を考慮し，否定できるまでは帰してはいけない！
★血液検査上で貧血がなくても，貧血は除外できない！

■文献
1) 井上博，他：〔2005-2006年度合同研究班報告〕失神の診断・治療ガイドライン．Circ J **71**(4): 1049-1101, 1103-1114, 2007.
2) Tierney LM, Henderson MC. 2005／山内豊明（監訳）：聞く技術―答えは患者の中にある．日経BP社，2006.

（伊藤　慎）

意識障害

見逃すな！ red light

- ABCD×2 ➡ もれなく意識障害を鑑別！ ABCチェック → Do「DONT」→ もう1つのABCD
- 低血糖 ➡ スルホニル尿素薬による低血糖は，基本入院経過観察．帰すとJCS Ⅲ桁で翌日舞い戻る
- アルコール ➡ 裏に隠れた頭部外傷に注意！
- 低体温 ➡ 背後にある敗血症を見逃さない！

帰してはいけない患者の見分け方

意識障害ではまず，すぐに治療可能なものから診断・除外し，次いで詳細な鑑別診断を行っていく．まずはショックなどの鑑別のため「ABC」をチェック，次いで「DONT」，最後に「ABCD」を行う．

ABCのチェック
まず緊急度の高い意識障害かどうかのチェックが必要．ABC(Airway, Breathing, Circulation)の異常がある場合には循環不全，呼吸不全による意識障害の可能性があり，早急に対処する必要がある．

Do「DONT」
すぐに治療可能な病態のゴロ合わせ．Dextrose(ブドウ糖)，Oxygen(酸素)，Naloxone(ナロキソン：麻薬拮抗薬)，Thiamine(ビタミンB_1)のこと．日本では麻薬中毒は少ない．これにAnexate(ベンゾジアゼピン拮抗薬)を入れて覚えることも．ビタミンB_1欠乏を疑う場合は，ブドウ糖より先にビタミンB_1を投与しないと，ブドウ糖投与により症状が悪化することがあるので注意．日本ではビタメジン® 1Aを投与するとよい．

もう1つのABCD
意識障害の鑑別を列挙したAIUEO TIPS(表1)，病歴聴取(Background)，頭部CT，神経学的所見(Dysfunction of CNS)，の頭文字をとったもの．意識障害では

意識障害

表1 AIUEO TIPS

A	Alcohol	アルコール	T	Trauma	外傷
I	Insulin	低・高血糖		Temperature	低・高体温
U	Uremia	尿毒症	I	Infection	感染症
E	Encephaopathy	脳症(高血圧性,肝性,Wernicke)		Infarction	心筋梗塞,脳梗塞
	Electrolyte	電解質異常	P	Psychogenic	精神疾患
	Endocrinopathy	内分泌疾患		Stroke/SAH	脳血管障害
O	Oxygen	低酸素,CO_2ナルコーシス,CO中毒	S	Seizure	痙攣
	Overdose	薬物中毒		Shock	ショック

病歴聴取が非常に大事．AIUEO TIPSで鑑別を考え，必要に応じて頭部CTを考慮する．意識障害の程度はGCS，JCSで評価し，同時に神経学的異常所見がないかを可能な限り確認する．

AIUEO TIPSに沿った鑑別のため，必要に応じて採血(肝腎機能，Caを含む電解質，アンモニア，血清浸透圧，各種ホルモンなど)，採尿(トライエージ®)，血液ガス分析(pH，CO，CO_2)，心電図，頭部MRI，脳波，腰椎穿刺などを考慮する．

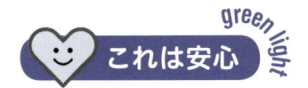

🟢 これは安心 green light

- (超)速効型インスリン製剤のみによる低血糖は，外来で数時間観察後，帰宅させることも可能．

📖 General rule

★「ABCD×2」で漏れのない鑑別＆治療を！
★ Do「DONT」は忘れずに，諸検査の前に実行を！

(廣瀬知人)

視力障害・視野狭窄・眼の充血

見逃すな！ red light

- 前房蓄膿 ➡ 失明しうる眼内感染症
- 前房出血 ➡ 外傷，網膜剥離，硝子体出血
- 片側性の眼充血で頭痛，嘔気がある ➡ 緑内障発作
- 膿性眼脂や開眼できないほどの異物感がある眼充血 ➡ 細菌性角膜炎，角膜潰瘍
- 毛様充血や瞳孔不同がある赤眼 ➡ 失明の可能性

帰してはいけない患者の見分け方

視力や視野の異常

「ものが見えにくい」という訴えでは，まず視力に異常があるのか，視野に異常があるのか確認する．

●両側性の視野欠損

同名半盲や四半盲のとき，急性発症では脳卒中を，緩徐発症では脳腫瘍を疑う．

●片側性の視野異常

突発性，無痛性の視力消失があれば網膜中心動脈閉塞症を考え，ただちに眼科コンサルトが必要である．眼底所見では黄斑部のみが赤いcherry red spotや，患側のMarcus-Gunn瞳孔（患側の求心性視神経障害により，交互対光反射試験で健側から患側に光刺激を移すと患側が散瞳する）が生じることがある．急速進行性の視力低下であれば網膜中心静脈・分枝静脈閉塞症を疑い，眼底の網膜静脈怒張や火炎状出血を確認する．若年者の急性片側性の視力低下で，動眼痛を訴えれば球後性視神経炎を考える．外傷歴や飛蚊症があれば網膜剥離や硝子体出血を疑う．一過性黒内障（一過性に片眼が全く見えなくなる）は側頭動脈炎などの頸動脈病変や心疾患を鑑別する必要があり，早急に精査が必要である．

眼の充血

漿液性眼脂と結膜の所属リンパ節である耳前リンパ節の腫脹がみられる場合は，

ウイルス性結膜炎を考える．アデノウイルス性結膜炎は感染力も強く，学校保健安全法では出席停止とされ，公衆衛生の立場からも見逃せない．多くは発熱と咽頭炎を伴い(咽頭結膜熱)，時に角膜に障害が及ぶ(流行性角結膜炎)．

角膜炎では眼の異物感と羞明が出現し，進行すると眼内炎を経て失明することもあるので要注意．開眼できないほどの強い異物感や膿性眼脂，角膜混濁では，重症化しやすい細菌性角膜炎の可能性がある．とくにコンタクトレンズの連続装用による細菌感染のリスクが高い．そして毛様充血(角膜周囲の眼球結膜が輪状に充血)や瞳孔不同(患側瞳孔が1 mm以上縮瞳する)も角膜炎やぶどう膜炎などを示唆する重要な所見である．また三叉神経第1・2枝領域の帯状疱疹では，ウイルス性角膜炎を合併することがあるため速やかに眼科へコンサルトする．顔面神経麻痺があれば兎眼からの乾燥性角膜炎にも留意する．

急性閉塞隅角緑内障は前房水の通過経路が閉塞され，著しい眼圧上昇によって生じる疾患である．患者は患側眼の急激な疼痛，視力低下，充血を訴えるが，中には悪心・嘔吐，頭痛などの随伴症状のみを主訴に受診することもあり注意が必要である．視診では毛様充血，角膜混濁を認め，瞳孔は中等度散大し，対光反射は消失もしくは鈍くなる．緑内障発作では眼圧は正常上限20 mmHgの2〜4倍まで上昇し，眼球は石のように硬くなる．そのため閉眼させた眼瞼の上から触診し，患者と自分の眼圧を比較することによって高眼圧を知ることができる．

これは安心 (green light)

- 結膜下出血：無症状で，鏡や他人の指摘で気づく．咳，くしゃみ，嘔吐などが誘因となる．1〜2週間で消失し，治療は不要．
- 結膜病変は羞明や強い異物感にはならないため，開眼して待っていられる充血眼ではアレルギー性やウイルス性の結膜炎，ドライアイを考える．

General rule

★ 突発性の視力低下，視野異常，緑内障発作はただちに眼科へ！

(木村洋輔)

胸痛

見逃すな！ red light

- 5-killer chest pain ➡ 致死的であり緊急性の高い5疾患．急性冠症候群，大動脈解離，肺塞栓，緊張性気胸，食道破裂の5つ
- 突然発症 ➡ 上記疾患の可能性が高くなる
- 上腹部の疾患 ➡ 対抗馬として常に頭の片隅に

帰してはいけない患者の見分け方

　胸痛をきたす疾患は数多く存在する．しかしまず最初に大事なのは，1分1秒を争う緊急性の高い胸痛の鑑別である．

突然発症

　「詰まった」「裂けた」の類は突然発症を呈する．大動脈解離，(緊張性)気胸での胸痛は「秒単位で突発」し，急性冠症候群であれば「分単位で発症」する．「痛みが出たときに何をしていましたか？」と問うと，突然発症であれば答えられることが多い．反対に，緩徐な発症では覚えていないことが多い．大動脈解離では「大動脈痛(突発した裂けるような痛み)」が典型的で，他に「胸部単純X線写真での縦隔および大動脈影の拡大」「脈・血圧の左右差」がすべてなければ陰性尤度比(LR−)0.07 だが，疑ったら単純CTだけでなく造影CTを撮る．

LQQTSFA(→p5)

　胸痛に限らず，痛みについて問診する際には欠かせない．「裂けるような痛み」「締め付けられる」「圧迫される」などは注意が必要だが，「チクチクする」「押して痛い」などは緊急性の高い疾患の可能性を下げる情報である．持続時間が秒単位と極端に短ければ，緊急性の高い疾患は否定的である．逆に数時間以上，時に数日持続している場合は，心筋梗塞が否定されれば緊急性の高い疾患の可能性は下がる．「労作で悪化」は労作性狭心症，「早朝に発症」は異型狭心症を示唆するが，「食前後に増悪」は消化管疾患の可能性が上がる．「深呼吸・咳で悪化」は胸膜痛であり，気胸，胸膜炎，心膜炎，肺塞栓などが考えられるが，筋肉痛のこともある．併せて

「体を反る・ねじると悪化」「前かがみで改善」するのは心膜炎，筋肉痛の可能性がある．また，「放散痛」「冷汗」は他の所見より急性冠症候群の陽性尤度比（LR＋）が比較的高いので必ず聴取する．

　必要に応じて，心電図，胸部単純X線写真，採血（心筋逸脱酵素，Dダイマー），造影CTを行う．Dダイマーは大動脈解離，肺塞栓に対する感度が高いが，完全には否定できない点に注意．

上腹部疾患 ･･●

　心窩部以外ではとくに，「胸痛」と聞くと見逃しやすい．上腹部疾患の可能性はとくに診断がつかないときには最後まで残しておく．

すべての胸痛 ･･●

　すべての胸痛に共通する重要な情報として，バイタルサインを含むABCのチェック（→p54）は大事である．また基礎疾患の聴取も大事であるが，「冠動脈疾患の既往」があり，かつ今回も同様の症状であれば，急性冠症候群の可能性は高い．

これは安心（green light）

- 「突発」だが「片側で，30秒〜1分以内に0/10に改善する痛みの繰り返し」は帯状疱疹と胸椎圧迫骨折を注意しておけば，帰してよい．
- 「押して再現される痛み（圧痛）」かつ「point tenderness（1点の痛み）」は安心．

General rule

★「5-killer chest pain」を見逃すな！
★「突然発症」「労作性に悪化」「冠動脈疾患の既往」「放散痛」「冷汗」では自分にも冷や汗を！

（廣瀬知人）

動悸

見逃すな！ red light

- 頻脈および徐脈 ➡ 不整脈，心臓疾患，貧血の可能性
- 低血圧，失神および presyncope ➡ 不整脈，心臓弁膜症の可能性
- 胸痛，呼吸困難 ➡ 心筋梗塞，肺塞栓の可能性

帰してはいけない患者の見分け方

　患者の訴える「動悸」の意味は，心拍数の増加・減少，脈拍不整，拍動を強く感じる，胸部違和感などさまざまである．まず，患者の訴えがこれらのどれに該当するかを判断する．可能であれば，患者自身に机を指で叩いてもらい動悸を再現してもらうとよい．

　最も見逃してはいけないのは，心原性の動悸である．まずは血圧，脈拍(リズムと数)を確認する．基礎疾患，内服薬も必ず確認する．随伴症状として，①失神または presyncope，②胸痛，③呼吸困難の有無を確認する．失神または presyncope を伴う場合は，心原性の疾患(不整脈，心筋虚血，弁膜症など)や貧血の有無を必ず評価する．胸痛や呼吸困難を伴う場合は心筋梗塞や肺塞栓の可能性を考える．

　循環器内科コンサルトがすぐに必要な疾患は，失神または presyncope を伴う不整脈，弁膜症，心筋梗塞，徐脈性不整脈，房室ブロック，肺塞栓である．バイタルサインが安定している発作性上室性頻拍，心室性期外収縮，発作性心房細動であれば慌てる必要はないが，その後の治療方針を相談する必要がある．

不整脈

　症状がある状態で心電図を取れれば診断がつくが，発作性不整脈は受診時にはすでに消失していることも多く，その場合は心電図が正常でも心原性は除外できない．また，心房細動を疑ったら甲状腺機能のチェックは必須である．不整脈を誘発しうる内服薬，心臓疾患，高血圧，糖尿病の既往をチェックする．カフェイン，ストレスや疲労，運動は発作性上室性頻拍，心室性期外収縮の誘因となりうるため，症状出現と関連していないかを確認する．

受診時に症状がない場合はHolter心電図を考慮するが，症状の頻度が低ければ検出される可能性も低くなる．そのため，ひととおりの検査を行って異常がなくても，発作性不整脈を疑う病歴がある，または症状が強い場合は，一度は循環器内科コンサルトを考慮してもよい．

パニック発作
　発汗，ふるえ，息苦しさなどを伴うエピソードを反復している場合はパニック発作を疑う．パニック障害の診断には予期不安の存在が必須なので，病歴聴取で必ず確認しておく．ただし，発作性不整脈により発作が誘発される可能性もあるため，いずれにしても不整脈の除外が必要である．

これは安心 green light
- 症状がある状態での心電図が正常であれば，不整脈はほぼ否定できる．
- バイタルサインが安定している発作性上室性頻拍，心室性期外収縮，発作性心房細動であれば慌てる必要はない．

General rule
★ 動悸では，必ず自分で脈拍を確認してバイタルチェック！
★ 動悸は患者に指でリズムを再現してもらい，診断する！

（小曽根早知子）

呼吸困難

見逃すな！ red light

- 咽頭痛＋呼吸困難 ➡ 急性喉頭蓋炎の可能性
- 胸部X線正常＋呼吸困難 ➡ 肺血栓塞栓症の可能性
- 発疹＋呼吸困難 ➡ アナフィラキシーの可能性

帰してはいけない患者の見分け方

呼吸困難は放置すると生命にかかわる緊急性の高い重篤な疾患が原因となることがある．しかし患者によっては救急車を呼ばずに一晩我慢し，歩いて来院する患者もおり，まずはバイタルサインのチェックと，診察室に入ってきたときの第一印象を大事にし，必要があればすぐに処置室での診察に変更する．

咽頭痛＋呼吸困難

急性喉頭蓋炎の可能性を考える．上気道閉塞の有無のチェックには頸部喘鳴，嗄声やこもった声（muffled voice）など声の異常をチェックする．とくに唾液が飲み込めないほどの咽頭痛（流涎がある），前頸部の圧痛があれば急性喉頭蓋炎を疑い，緊急で耳鼻科にコンサルトが必要．急性喉頭蓋炎の場合には安易な咽頭の診察は危険である．

胸部X線正常＋呼吸困難

胸部X線が正常であるということで，安心してはならない．逆に原因がはっきりしないと考え，原因検索を行う必要がある．

深部静脈血栓症（DVT）のリスクが高い場合は肺血栓塞栓症の可能性を考え，造影CTを施行する．肺血栓塞栓症にはSpO_2が正常な患者もいるので注意を要する．

また患者の中には頻呼吸を「呼吸が苦しい」と表現することもある．糖尿病やアルコール多飲などがある患者の頻呼吸は，代謝性アシドーシスの呼吸性代償の可能性があるため血液ガス評価が必要である．

発疹＋呼吸困難

　アナフィラキシーの可能性を疑う．とくに基礎疾患のない若年の患者でも発症の可能性があり，緊急処置が必要となることがある．

すべての呼吸困難

　すべての呼吸困難に共通する重要な情報として，バイタルサイン，基礎疾患について確認するのはいうまでもない．必要に応じて，胸部X線，心電図，血液検査も確認しておきたい．

これは安心 (green light)

- 呼吸困難は，原因となる疾患の重篤性や緊急性を考えると，安心できるサインは少ないと考えられる．いかなる疾患でも同様だが，原因が説明できることが必要と考えられ，逆に原因がはっきりしない場合は経過観察のための入院が必要と考えられる．
- 逆に喘息発作や肺炎など，症状によっては入院が必要だが，診断がつけば帰宅することも可能な場合もある．

General rule

★胸部X線が正常の呼吸困難は必ず原因検索を！
★心因性呼吸困難と診断するには，必ず器質的疾患の否定を！
★原因不明の呼吸困難は経過観察目的での入院も考慮！

（森本泰治）

咳・痰

見逃すな！ red light

- 見逃せない随伴症状 ➡ 発熱，胸痛，血痰，呼吸苦，体重減少，盗汗，食欲低下など
- 見逃せない病歴 ➡ 結核のリスク(接触歴，施設入所者やホームレス，透析患者，ステロイド・免疫抑制剤の使用)
- 見逃せない身体所見 ➡ 頻呼吸，呼吸副雑音，頸静脈怒張，下腿浮腫

帰してはいけない患者の見分け方

　咳・痰を主訴に外来を受診する患者は非常に多く，鑑別も幅広い．急性咳嗽(3週間未満)，慢性咳嗽(3週間以上)に分けて鑑別疾患を考えることが重要である．見逃せない疾患は，急性咳嗽では肺炎，気胸，COPD(慢性閉塞性肺疾患)急性増悪，重症喘息，肺塞栓症であり，慢性咳嗽では肺結核，心不全，肺癌である．

　急性咳嗽では，肺炎の除外が重要である．胸部X線が最も重要だが多くは急性上気道炎などの画像検査を必要としない疾患であり，Heckerling rule[1]やDiehr rule[2] (咳のある患者において，鼻汁，咽頭痛，盗汗，筋肉痛，一日中みられる喀痰，呼吸数>25回/分，体温≧37.8℃をそれぞれ点数化した肺炎予測スコア)など，身体所見，バイタルサインから肺炎を除外することに使用できる．Heckerling ruleは，①37.8℃以上の発熱，②脈拍100回/分以上の頻脈，③cracklesの聴取，④呼吸音減弱，⑤喘息がない，の5項目を利用するスコア．4項目以上陽性の場合には特異度が高い(感度38〜41％，特異度92〜97％)．喘息を疑う患者には必ず夜間の症状を確認する．日中外来受診時は症状が落ち着いていることが多く，夜間の症状から重症度を判断する．

　慢性咳嗽では，呼吸器症状のみならず，体重減少や盗汗などの随伴症状も確認する．結核や呼吸器疾患の既往歴，周囲の流行疾患，海外渡航歴，喫煙歴，アレルギー，内服薬などについて確認する．活動性結核は見逃せない重要疾患である(**表1**)．

　身体診察ではバイタルサインが重要である．とくに呼吸数は非常に有用な指標で

表1　活動性結核の関連因子

所見	オッズ比(95%信頼区間)
結核リスク[*1]と慢性症状[*2]	7.9(4.4-24.2)
高熱	2.8(1.1-8.3)
cracklesの聴取	0.3(0.1-0.5)
胸部X線異常	14.6(3.7-57.5)

*1：結核患者との接触，施設入所，ホームレスなど．
*2：体重減少，盗汗，食欲不振，持続する発熱，咳嗽，喀血など．

（文献3より一部改変）

ある．正常の呼吸数は20±5回/分である．胸部聴診では副雑音の有無に注意する．COPDを疑った場合には背部聴診が重要であり，喘息を疑う場合には強制呼気での聴診を行う．

初診時に，慢性経過の場合や上記の随伴症状や胸部聴診異常を認めた場合には，胸部X線を撮像する必要がある．なお女性にX線撮影を行う前には，必ず妊娠の有無を確認する．必要に応じて，採血，呼吸機能検査，喀痰検査，心電図などを追加する．

これは安心 green light

- 急性咳嗽で鼻咽頭症状のみであれば，基本的には経過観察が可能．
- 慢性咳嗽では胸部X線検査が正常であることは重要．

General rule

★呼吸数は重要なバイタルサインの1つ！
★結核は必ず忘れない！

■文献

1) Heckerling PS, et al: Clinical prediction rule for pulmonary infiltrates. Ann Intern Med **113**: 664-670, 1990.
2) Diehr P, et al: Prediction of pneumoniae in outpatients with acute cough—a statistical approach. J Chronic Dis **37**: 220, 1984
3) Juan P, et al: Evaluation of clinical parameters to predict Mycobacterium tuberculosis in inpatients. Arch Intern Med **160**: 2471-2476, 2000.

（矢吹　拓）

吐血・下血

見逃すな！ red light

- 見逃せない病歴・随伴症状 ➡ 失神の有無，突然発症，肝疾患の既往，内服歴（NSAIDsやアスピリンなど）
- 見逃せない身体所見 ➡ 血圧低下，脈拍上昇，ショック指数陽性，起立性のバイタルサイン変化

帰してはいけない患者の見分け方

　原則的に吐血・下血は帰してはいけない．Treitz靱帯を境界として上部消化管出血，下部消化管出血に分類される．吐血で注意すべきは喀血との鑑別であり，随伴症状（咳や痰）や吐物中の痰・気泡などが鑑別点である．下血では，血便のうち13%は上部消化管出血だったという報告や，タール便が回盲部付近の下部消化管からの出血でみられることもあり，出血源を同定することは難しいこともある．

　吐血・下血ではバイタルサインが重要（とくに血圧と脈拍）！ バイタルサインが正常の場合には，必ず起立もしくは坐位による血圧・脈拍変化を確認する．坐位の場合，足は必ず下に下ろしてもらう．体位変換で収縮期血圧の20 mmHg以上の低下，脈拍の20回/分以上の増加，失神などの症状出現が有意に循環血液量の減少を示唆する．ショック指数（shock index〔心拍数/収縮期血圧．健常人は0.5〕）が出血量の推定にも役立つ（**表1**）．

　バイタルサインが安定していれば病歴を聴取する．基礎疾患の有無や内服歴

表1 ショック指数から推定される出血量

ショック指数	推定出血量
1.0	約1 L
1.5	約1.5 L
2.0	約2 L

表2 Blatchfordスコア

- Urea<6.5 mmol/L（BUN 18.2 mg/dL）
- Hb≧13 g/dL（男性），≧12 g/dL（女性）
- 収縮期血圧≧110 mmHg
- 脈拍<100回/分
- 血便・失神・心不全・肝疾患なし

（文献1より）

表3 Strateらの急性下部消化管出血に対する prediction rule

危険因子	オッズ比(95%信頼区間)
心拍≥100/分	3.7(1.8-7.6)
収縮期血圧≤115 mmHg	3.5(1.5-7.7)
失神	2.8(1.1-7.5)
腹痛なし	2.4(1.2-4.9)
4時間以内の下血	2.3(1.3-4.2)
アスピリン内服	2.1(1.1-3.8)

(文献2より)

(NSAIDs, アスピリンなど)を確認する.

結膜貧血は急性期の出血ではみられないことがあるので注意. CRT(capillary refill time, 毛細血管再充満時間)や手掌線・爪床などの色調も確認する. また, 必ず直腸診で便の性状・肛門周囲の原因の有無を確認する.

吐血の場合に胃洗浄が行われることは多いが, 下血の場合も胃洗浄を行うことで上部消化管出血が判明することがあるので, 考慮してもよい.

上部消化管出血ではBlatchfordスコア(表2)が外来での管理が可能な低リスク患者を判別するのに有用である. 下部消化管出血でも同様に, 低リスク患者の鑑別に用いるスコアがある(表3).

これは安心 green light

- 原則的に安心なサインはない. 緊急性の指標として, バイタルサインが最も重要. 随伴症状では失神や内服歴を確認する.

General rule

★内服薬を確認する. 鎮痛薬は要注意!
★体位での血圧・脈拍変動やショック指数に注意!
★吐血・下血量と出血量は相関しない!

■文献
1) Stanley AJ, et al: Outpatient management of patients with low-risk upper gastrointestinal haemorrhage: multicentre validation and prospective evaluation. Lancet **373**: 42-47, 2009.
2) Strate LL, et al: Validation of a clinical prediction rule for severe acute lower intestinal bleeding. Am J Gastroenterol **100**(8): 1821-1827, 2005.

(矢吹 拓)

嘔気・嘔吐

見逃すな！ red light

- 腹膜刺激症状 ➡ 消化管閉塞・穿孔，腹膜炎，腸間膜動脈閉塞，胆石，胆嚢炎，膵炎
- 腹痛を伴わない嘔気・嘔吐 ➡ 中枢性（頭蓋内血腫，脳出血，髄膜炎，くも膜下出血，小脳脳幹病変）
- 腹部所見に乏しく，原因がはっきりしない ➡ 急性冠症候群
- その他，非消化器疾患 ➡ 糖尿病性ケトアシドーシス，アルコール性ケトアシドーシス，妊娠悪阻，緑内障発作
- 頻呼吸を伴う ➡ アシドーシスを考える

帰してはいけない患者の見分け方

嘔気・嘔吐を主訴に受診した患者に対してはまず，消化器疾患由来だけでなく，非消化器疾患も考える．

消化管疾患（とくにイレウス）

見逃してはいけないのは，閉塞，穿孔，腹膜炎，動脈閉塞である．

排便回数，腹部手術歴と腸閉塞の既往を確認する．腹部 X 線は立位と臥位の両方を行い，腸管の閉塞と拡張を確認することにより閉塞性疾患か非閉塞性疾患かを判断する．腹部所見が強い場合には，静脈血でもよいので血液ガスでアシドーシスを確認する．発熱，腹膜刺激症状，CK 上昇やアシドーシスなどの絞扼性イレウスを疑わせる所見があれば，迷わず腹部造影 CT を行う．腹部 X 線で異常が確認しにくいイレウスや穿孔もあり，腹部所見が強い場合には腹部超音波や腹部造影 CT を行い，小腸イレウス，閉鎖孔ヘルニア，軽度の消化管穿孔などの見逃されやすい閉塞性・穿孔性消化管疾患を否定しなくてはいけない．

非消化器疾患

見逃してはいけないのは，中枢性，ケトアシドーシス，急性冠症候群などである．
嘔気・嘔吐では随伴症状が鑑別に役立つことが多い．外傷歴，頭痛や神経学的所

見を伴う場合には中枢性を考え，頭部CTを行い頭蓋内血腫や脳出血を確認する．発熱やjolt accentuation（→p49）を伴う頭痛がある場合には髄膜炎を考え，ただちに腰椎穿刺を行う．

　糖尿病治療歴やアルコール多量摂取者では，血糖値と，静脈血でもよいので血液ガス分析を行い，ケトアシドーシスの確認を行う．尿試験紙でのケトン反応は重症ケトアシドーシスの際に増えるβヒドロキシ酪酸を検出できないので注意する．頻呼吸を伴う嘔気はアシドーシスの呼吸性代償をみていることがあるので注意．

　嘔気を主訴として来院する急性冠症候群などの心疾患の患者は少なくない．急性冠症候群の患者は一般的に腹部所見に乏しい．胸痛を伴う場合はもちろん心電図検査を行うが，高齢者，女性，糖尿病患者の心筋梗塞では症状が非典型的であり，胸痛がなくても心疾患を念頭に置くべきである．

　緊急性は低いかもしれないが，妊娠を見逃してはいけない．着床出血や不正出血を生理と考えてしまうこともあり，最終月経，月経周期を確認し，必要であれば尿妊娠反応検査を行う．

これは安心 green light

- 嘔吐症状と下痢症状を伴う胃腸炎の症状で，経口摂取可能・脱水症状軽度であれば帰宅可能．
- 胃・十二指腸の粘膜性病変（炎症，潰瘍）を疑わせる所見で，吐血がなく，胃洗浄で持続する出血を認めなければ現在活動性の出血がないと判断し，経過をみる．

General rule

★腹部所見が強い場合には消化管閉塞・穿孔の可能性があり，血液ガス，腹部造影CTを考慮する！
★消化管以外の原因の鑑別を忘れない！
★薬剤歴の聴取を忘れない！
★女性をみたら妊娠を疑う！
★頻呼吸を伴う嘔気は注意！

（山田康博）

腹痛・胸やけ

見逃すな！ red light

- バイタルサインの変化，起立性低血圧があれば重大疾患の可能性あり
- 腹痛でも心血管リスクがあれば心電図を
- 突然発症は重大疾患が多く，注意が必要

帰してはいけない患者の見分け方

　腹痛・胸やけの原因は多く，消化器をはじめ胸部，心血管，婦人科，泌尿器，代謝，皮膚疾患と多岐にわたる．初診外来での診断は困難なことが多く，重大疾患でないことの確認が重要である．腹痛・下痢で「胃腸炎」などと無理に診断名を付ける必要はない．虫垂炎などはどんな経過でも起こりうる．

　まずは重大な疾患を理解し除外することが初診では重要であり，経過観察を行うことにより診断に近づくことができる．

消化器疾患

　虫垂炎，消化管出血・穿孔，イレウス，胆道系結石・感染症(胆嚢炎，急性化膿性胆管炎)，肝破裂，特発性腹膜炎，急性膵炎，腸間膜動脈血栓症，S状結腸捻転，鼠径ヘルニア嵌頓などが挙げられる．

　虫垂炎の診断は発症初期では困難で，発熱や検査値の異常がないこともよくあり，経過をみることが重要である．開腹歴があればイレウス，心房細動があれば血栓症，肝硬変があれば肝破裂や特発性腹膜炎を考慮し，診察では鼠径〜大腿部までの観察が必要である．また高齢者では所見がわかりにくいことがあるので，否定ができない疾患があったら腹部超音波などで画像評価を行う．

胸部・心血管疾患

　気胸，肺塞栓，虚血性心疾患，大動脈瘤解離・破裂などでも「上腹部痛」「胸焼け」と訴えることがあり，注意が必要である．心電図や胸部X線をまず施行し，症状が上記以外の疾患で説明できなければ造影CTを考慮する．

婦人科疾患

　子宮外妊娠，卵巣出血，卵巣捻転，骨盤内炎症性疾患などが挙げられる．妊娠が否定できなければ妊娠反応検査を施行する．仰臥位にて背部に広がる痛みは腹腔内出血の可能性があり，子宮外妊娠による出血，卵巣出血を考慮する．

泌尿器疾患

　腎梗塞，尿路結石，精巣捻転などが挙げられる．突然の腰背部痛と，尿潜血が陽性であれば尿路結石と診断したくなるが，腎梗塞でも同様の所見となるため中高年以降は心房細動の有無の確認が必要である．下腹部痛で精巣捻転や精巣上体炎のことがあるので，部位が特定できなければ陰部まで観察することが必要である．

代謝疾患

　糖尿病性ケトアシドーシスで腹痛を主訴に来院することがある．頻呼吸を認めることが多く，バイタルサインの異常で本疾患に気づくこともある．

皮膚疾患

　帯状疱疹の患者が腹痛を主訴に来院することもあり，背部を含めた丁寧な皮膚診察を行わないと見逃すことがある．

　危険な疾患はいずれも突然始まるものが多いため，突然始まった腹痛はとくに注意深く診察することが必要で，原因がはっきりしなければ各種検査が必要となる．

これは安心 (green light)

　腹痛は軽症にみえても一度の診察のみで安心というのは困難である．フォローアップが行える体制のもとでの帰宅は可能である．
- ストレスにて腹痛・下痢症状が出現し，排便にて改善する慢性的な腹痛．
- 若年者の 5 mm 以下の尿路結石に伴う腹痛で感染徴候がない．

General rule

★フォローアップが必要となる状況について説明する！
★安易に「胃腸炎」と言わない！
★初診で診断をつけることは困難であることを説明し，帰宅時には虫垂炎や帯状疱疹の可能性を説明する！

（齋藤雄之）

便秘・下痢

見逃すな！ red light

|便秘| ● 排ガスがない＋嘔吐を伴う ➡ 腸閉塞
● 強い腹部所見＋発熱 ➡ 絞扼性イレウス，腹膜炎
● 排尿時痛＋発熱 ➡ 尿路感染症
|下痢| ● 2 kg 以上の体重減少＋身体所見上，脱水所見が強い＋飲水ができない ➡ 補液が必要な重篤な感染性胃腸炎
● 血便 ➡ 腸管出血性大腸菌感染症，虚血性腸炎，炎症性腸疾患

帰してはいけない患者の見分け方

便秘

便秘は，医学的には排便が3回/週未満と定義され，便秘を主訴として外来を受診する患者の約3割が機能性便秘と診断される．しかし，日常において便秘という言葉はさまざまな解釈で使用されており，診察ではまず排便状況と時間の経過を正確に聴取する必要がある．排便があっても，量が減ってきていることもある．既往歴では器質的便秘をきたす疾患を確認するが，もちろん手術歴の聴取は必須である．腹部聴診上で腸管蠕動の状態を確認する．

最近発症した便秘患者は何らかの危険な疾患の可能性を考えて診察を行う．排ガスを認めず，嘔吐を伴う患者は腸閉塞が疑われる．腹部所見の診察は非常に重要であり，強い腹部所見や発熱を伴っている場合には絞扼性イレウスに至っている可能性がある．臥位腹部X線で腸管の閉塞を示唆する腸管の拡張と，腹水の貯留を示唆する腸腰筋陰影の消失がないかを確認する．絞扼性イレウスが疑われる場合には血液ガスを含めた採血を行い，アシドーシスや白血球・LDH・CKなどの上昇がないかを確認する．しかし，X線や採血で典型的な所見が認められないことも多く，腹部所見で腸閉塞を疑った場合には腹部超音波検査や腹部造影CTなどの画像検査を考慮する．

下痢

　重篤な下痢の患者は，主に発症から2週間未満と定義される急性下痢の患者である．下痢の回数・症状の確認の際には忘れずに血便の有無を聴取する．血便は腸管出血性大腸菌を代表とする感染性下痢や，炎症性腸疾患を示唆する．食事や旅行歴を確認し，周囲に同症状の人がいないかを聞き，感染の場所と原因を確認する．帰国後10日以内に発症した下痢は旅行者下痢症と定義され，旅行先の感染状況を確認する．抗菌薬関連下痢症の鑑別のために内服歴の確認は大切で，とくに *Clostridium difficile* 関連下痢症は内服開始後5日から最大で10週間まで起こりうるため，意識して内服歴を確認する．

　診察で脱水症状が重篤な場合や経口摂取が困難な場合には補液が必要と判断し，入院加療を考慮する．*Clostridium difficile* 関連下痢症，O157感染性下痢症，ロタウイルス性下痢症を疑う場合は，迅速診断キットがあれば使用を考慮する．入院の場合には推定される原因により個室管理などの対応が必要となることもあるので，各病院での規則に従い対応する．軽度の感染性胃腸炎では抗菌薬は必要なく，止痢薬は菌血症のリスクを増大させ保菌状態を長期化させるために慎重に使用すべきである．

　消化管由来ではなく，尿路感染症などから便秘や下痢を起こすことがある．

これは安心 (green light)

- 慢性の便秘症で，腹部所見に乏しく排便がある場合には帰宅可能．
- 経口摂取可能，脱水症状が軽度の下痢患者は帰宅可能．

General rule

★ 単純X線ではわからないイレウスもある．腹部所見が強い場合には腹部造影CTを考慮する！
★ 腹部所見が強い場合には絞扼性イレウスの可能性を考慮し，血液ガスを含めた採血での評価を！
★ 脱水症状が強い，経口摂取不能の患者には補液を考慮する！
★ 消化管由来以外の便秘・下痢症の可能性を考慮する！

〔山田康博〕

腰背部痛

見逃すな！ red light

- 安静時痛 ➡ 椎間板炎などの感染症，悪性腫瘍
- 進行性の神経症状(運動・知覚麻痺，膀胱・直腸障害) ➡ とくに馬尾症候群
- 発熱，体重減少，悪性腫瘍の既往 ➡ 悪性腫瘍
- 突発的な発症 ➡ 腎梗塞，大動脈解離などの血管病変
- 前かがみの姿勢 ➡ 膵炎

帰してはいけない患者の見分け方

　腰痛は，① 機械的障害(97%)，② 非機械的障害(1%)，③ 内臓疾患(2%)に大別される．② には悪性腫瘍が 0.7%，感染が 0.01%，炎症性関節炎が 0.3% 含まれる．③ には骨盤内臓器疾患，腎疾患，大動脈瘤，消化器疾患が含まれる[1]．

姿勢

　一般に筋骨格系の痛みは間欠的で仰臥位になると軽減，感染や悪性腫瘍では持続性で仰臥位で改善なく，夜寝ているときに痛みで目覚めることがある．ただし，それだけで両者を厳密に鑑別することはできない．腸腰筋膿瘍では股関節を常に屈曲して寝ていることが多い．

神経症状

　馬尾症候群では膀胱・直腸障害，歩行障害，両側サドル型感覚消失(会陰，臀部，大腿後上部の障害)が出現する．疑わしければ必ず直腸診で肛門括約筋の弛緩の有無を確認する．90% に尿閉を認めるため，排尿後の残尿測定が正常であれば，馬尾圧迫の可能性は低い．膀胱・直腸障害は 24～48 時間以上経過すると回復困難であり，早急に外科的な圧迫解除が必要である．

随伴症状(血尿など)

　尿路結石が最も頻度が高い．しかし腹部大動脈瘤などの重篤疾患を忘れてはならず，鑑別するために腹部超音波検査をすべきである(腹部大動脈瘤はφ3～4 cm で 33% のみ触知，φ5 cm 以上でも 75% でしか触知できない)．腹部大動脈瘤では炎

症の波及や圧迫の結果として尿潜血陽性となることも少なくなく，高血圧のある高齢者などでは必ず鑑別に挙げておく．とくに腸骨動脈瘤では尿管結石と部位が似ていて紛らわしい．

悪性腫瘍

　背部痛は，悪性腫瘍の転移による脊髄圧迫では90％以上で最初に認められる症状である．悪性腫瘍の既往は重要である．とくに乳癌，甲状腺癌の患者では20年経っても再発の可能性があり，再発なしの期間が長くても治癒したとは言い切れない．

これは安心 green light

- 腰痛症は筋骨格系が主な要因であり，85％の患者では正確な診断がつかないが[1]，腰痛発症後50％は1週間で，80％は2週間以内，90％は2か月以内に自然寛解する[2]．よって上記のred lightが認められない場合は2週間程度経過をみてもよい．
- 筋骨格系に起因する腰痛の特徴は体動痛で，じっとしていれば痛みはない．
- 水腎症や発熱のない尿路結石疑いで，腹部超音波で腹部大動脈瘤を否定できたとき．

General rule

★ 基礎疾患がなく体動時痛のみで，進行する神経症状のない腰痛は2週間様子をみてから考える！
★ 突然の腰痛＋血尿の鑑別には，腹部大動脈瘤切迫破裂も入れる！

■文献
1) Deyo RA, et al: Low back pain. N Engl J Med **344**: 363-370, 2001.
2) Borenstein DG: A clinician's approach to acute low back pain. Am J Med **102**(1A): 16S-22S, 1997.

（松田洋祐）

歩行障害

見逃すな！ red light

- 片麻痺，小脳症状 ➡ 脳卒中
- 外傷歴 ➡ 頭蓋内血腫，脊髄損傷，骨折
- 腰椎穿刺後 ➡ 脊髄損傷
- 腰痛，発熱 ➡ 硬膜外膿瘍による脊髄圧迫
- 担癌患者 ➡ 転移性悪性腫瘍による脊髄圧迫
- 背部痛 ➡ 大動脈解離

帰してはいけない患者の見分け方

　歩行障害をきたすのは，筋力低下，感覚低下，骨・関節障害，運動失調のいずれかの障害によるときである．そのため，歩行障害を主訴に来院した患者に対しては，その病因を上記いずれによるものかを意識して診療することから始まる．

　歩行障害の原因疾患は多岐にわたるが，帰してはいけない患者のキーワードとして重要なのは「急性の歩行障害」である．急性の歩行障害は脳卒中・重症脊髄障害・外傷を示唆する．そのために病歴では既往歴などとともに症状の時間的経過を必ず評価する．診察では下肢の障害が一側であるのか両側であるのかを確認する．歩行可能であればその歩行様式の観察が診断の助けとなるが，帰すことのできない患者の場合は歩行不可能なことも多く，臥位で診察を進めることも少なくない．

外傷歴がある場合

　外傷部位の詳細な観察を行う．慢性硬膜下血腫は数週～数か月前までの頭部外傷が契機となるために注意して病歴を聴取する．大腿骨頸部骨折がある場合は仰臥位において患側下肢が外転していることが多く，多くは歩行困難である．両上下肢の麻痺を伴う場合は頸髄損傷の可能性がある．頸椎単純X線にて脱臼・骨折の所見を確認し，認められた場合はネックカラーにより頸椎を固定する．頸髄損傷にもかかわらず，X線で異常所見を認めないことは少なくない．病歴と身体所見から頸髄損傷が疑われる場合には頸椎CT・MRIによる評価を行い，脊髄圧迫所見や脊髄

損傷の所見を確認するとともに，早期に整形外科へコンサルトを行う．

片麻痺，小脳症状がある場合

　片麻痺が確認された場合には脳卒中が疑われる．発症早期であればt-PAの適応となる場合があるので，発症時刻の確認やNIH Stroke Scale（NIHSS）などのt-PA開始基準の確認が必要である．指鼻指試験，踵膝試験，変換運動障害で異常所見を認めたり，小脳性眼振やめまいなど小脳症状を伴う場合には小脳病変を疑い，thin sliceで頭部CTを行うことが望ましい．しかしthin sliceでも脳幹部周囲のCTによる検査は感度が低いため，可能であればMRI拡散強調画像も検討する．

両下肢麻痺がある場合

　両下肢に障害がある場合には脊髄障害を疑い，神経学的所見から障害されている脊髄の場所を推測する．硬膜外膿瘍などの炎症を伴う病変の場合には，同部位に叩打痛を認めることが多い．同部位のX線やMRIにて脊髄圧迫所見を確認する．下行大動脈の解離性大動脈瘤は，脊髄動脈の血行障害から脊髄障害を起こす場合がある．血圧左右差，胸部X線での縦隔拡大所見，背部痛などの大動脈解離を疑わせる所見がある場合には，動脈相での造影CTを行う．

これは安心 green light

- 変形性膝関節症など，局所に原因のある歩行障害．

General rule

★急性の歩行障害は，帰せない歩行障害患者のキーワードである！
★小脳病変はCTでは評価できないこともある！
★脊髄病変を疑った場合は，障害部位を推測して画像検査を行う！

（山田康博）

四肢のしびれ

見逃すな！ red light

- 突然発症 ➡ 脳梗塞や脳出血などの中枢性疾患・動脈閉塞や大動脈解離などの血管疾患などの重大な疾患の可能性
- しびれ以外の随伴症状(発熱, 体重減少, 膀胱・直腸障害) ➡ 膿瘍, 腫瘍, 脊髄疾患の可能性
- 手と口のしびれ ➡ 視床病変の可能性

帰してはいけない患者の見分け方

　しびれとの訴えでも，実際は感覚低下・感覚過敏，痛み，運動麻痺のこともあるので，注意が必要である．しびれをきたす疾患は慢性的な筋骨格系の原因であることが多いが，その他にも頭蓋内，代謝(糖尿病，アルコール，ビタミン B_2・B_{12})，血管，精神疾患まで多岐にわたる．その中でも帰してはいけない疾患としては頭蓋内疾患(脳梗塞，脳出血)，脊髄疾患(脊髄損傷，硬膜外血腫，膿瘍，腫瘍)，血管疾患(動脈閉塞，大動脈解離)，また呼吸筋麻痺を起こしうる神経・筋疾患(Guillain-Barré症候群，重症筋無力症)などが挙げられる．

問診
　発症様式が重要である．突然発症，進行性の症状では上記の重大な疾患の可能性を考える必要がある．また随伴症状として発熱・体重減少を伴えば感染症や悪性腫瘍を，外傷後では脊髄損傷や硬膜外血腫の有無を考慮する．過換気症候群によるしびれは，過換気となった原因にくも膜下出血，大動脈解離，心筋梗塞に伴う疼痛や肺梗塞に伴う呼吸苦などがありえるので注意が必要である(→p62)．

身体所見
　病変部位(責任病巣)の推定が可能であり，しびれの診療で最も重要な部分である．神経障害による病変は末梢神経，神経根，脊髄，脳幹，視床，大脳皮質感覚野のいずれかに分けられる．症状のパターンも参考となり，左右対称：脊髄・末梢神経，半身性：脳・脊髄・神経根，交代性：脳幹，手袋靴下型：末梢神経の障害など

である．これらを丁寧な神経診察によって推定する．特殊なものとして，手と口のしびれは視床病変(手口症候群)のことがある．

脊髄病変が疑われる場合は，直腸診などで膀胱・直腸障害の有無の確認が必要である．

神経支配に合わないしびれとして，動脈閉塞があり，この場合では突然発症，脈触知困難，末梢冷感，皮膚蒼白などの所見を認める．

検査

問診・身体所見により推定された疾患を鑑別するため，必要に応じ採血にて血清Ca値，TSH，HbA1c，血液ガスなどを，頭蓋内疾患の可能性があれば頭部CT・MRI，脊髄病変が疑われるようであればMRIや造影CT，血管疾患であれば造影CTなどを考慮する．

これは安心（green light）

- 慢性的な末梢神経・神経根レベル領域のしびれは，筋骨格系・代謝性疾患が原因なので帰宅可能．
- 手袋靴下型のしびれは末梢性神経障害で代謝性疾患のことが多く，緊急度は低い．

General rule

★ 丁寧な診察で病巣予測を！
★ しびれの原因が動脈疾患の可能性もある！
★ 単なる過換気症候群と侮るなかれ！　くも膜下出血などの重大な疾患が隠れていることもある！

（齋藤雄之）

肉眼的血尿

見逃すな！ red light

- 血圧上昇，浮腫，体重増加 ➡ 急性糸球体腎炎（AGN）などの腎炎症候群
- 咽頭炎，皮膚感染症症状 ➡ 小児（3歳以下はまれ）の溶連菌感染1～2週間後の血尿では，溶連菌感染後急性糸球体腎炎（PSAGN）を疑う
- 胃腸炎＋四肢の出血斑 ➡ 溶血性尿毒症症候群（HUS）
- 心房細動の既往 ➡ 腎梗塞
- 突然の側腹部痛 ➡ 腹部大動脈瘤

帰してはいけない患者の見分け方

本当に血尿かどうか，尿一般検査や尿沈渣にて確認する．血尿なら糸球体性か非糸球体性かを区別する．血尿であれば色調も診断の参考になる．腹部エコーで腫瘍は除外しておく．

本当に血尿か

肉眼的血尿とまぎらわしいものとしてヘモグロビン尿，ミオグロビン尿，ポルフィリン尿，薬剤，多量の尿酸塩含有尿がある．尿潜血陽性＋沈渣陰性ではミオグロビン尿やヘモグロビン尿を考える．

血尿の色調

目安として，鮮紅色（→ 腫瘍からの出血），紅茶・コーラ様（→ 腎からの出血や古い出血），凝血塊（→ 膀胱や前立腺からの出血），濃い肉眼的血尿＋全血尿（→ 悪性腫瘍），排尿終末時の鮮血（→ 出血性膀胱炎）などがいわれている．Thompsonの二杯分尿法を用いて，血尿が初期なら尿道性，終末なら前立腺性，連続性ならそれ以外のどこでもありうると判断できる．

悪性腫瘍の評価

高齢（50歳以上）男性の無症候性血尿では尿路悪性腫瘍を第一に考える．腎機能が正常で，尿検査所見が急性の感染症やAGNを示唆しない場合，早朝尿を用いて尿細胞診を3回連続で行うとともに，腹部超音波でも確認する．

糸球体性か非糸球体性か

　尿沈渣で変形赤血球の割合が70%以上であったり，赤血球円柱を認めれば糸球体病変の存在を意味する．

腎炎症候群

　腎炎症候群では血尿，蛋白尿と細胞円柱を伴い，高血圧の傾向がある．急速進行性糸球体腎炎(RPGN)は多くの病態に関連し，ほぼすべての糸球体腎炎で起こりえて，数週～数か月の経過で末期腎不全に進行する．腎機能低下が比較的急速に進行し，血尿，蛋白尿を伴うときに疑う．また補体が低下するPSAGN，全身性エリテマトーデス(SLE)，クリオグロブリンに伴う膜性増殖性糸球体腎炎とは違い，RPGNやIgA腎症では補体は正常である．

感染徴候はないか

　急性腎盂腎炎，腎膿瘍では血尿に発熱，悪寒・戦慄，側腹部痛を伴う．腎乳頭壊死(他には糖尿病や尿路閉塞，鎮痛薬などによる)をきたすこともある．

発症(突発性)

　腹部大動脈瘤切迫破裂は血尿，側腹部痛で発症することがあり，高齢者の高血圧などでは必ず鑑別に挙げておく．また血尿が突然出現したときには腎梗塞も考慮し，心房細動の有無を確認する．これら重篤疾患を鑑別するために腹部超音波検査をすべきである．

これは安心 (green light)

- 疑似血尿：着色尿(リファンピシン→橙赤色尿，センナ→赤色尿，ビタミンB_1→黄色尿)，濃縮尿，塩類尿である場合．
- 尿路結石と診断がつき，発熱や水腎症，腎機能障害がないもの．

General rule

★ 血尿の鑑別には尿一般検査，尿沈渣，腹部超音波を利用しよう！
★ 変形赤血球や赤血球円柱は糸球体病変の存在を示している！
★ 高齢男性の無症候性血尿では尿路悪性腫瘍を考える！

(松田洋祐)

排尿困難・尿失禁

見逃すな！ red light

- 男性の尿路感染症 ➡ 前立腺肥大の存在，前立腺炎，性感染症合併の可能性
- 性交歴 ➡ 性感染症の可能性は必ず考慮する
- 新たに発症した尿失禁 ➡ 全身疾患（感染症，脳卒中，心筋梗塞，高血糖など）の一症状の可能性
- 腹部エコーでの腎盂拡張 ➡ 尿閉（溢流性尿失禁，腎後性腎不全）の可能性

帰してはいけない患者の見分け方

排尿困難

排尿困難を訴える患者の多くは尿路感染症であり，尿検査は必須である．尿路感染症で見逃してはいけないのは，腎盂腎炎，前立腺炎，子宮頸管炎，膣炎，および合併する性感染症である．男性の尿路感染症では前立腺肥大，前立腺炎の有無をみるために前立腺の触診を行う．女性では帯下，外陰部瘙痒感の有無を確認する．常に性感染症を考慮に入れ，性交歴を聞く．尿路感染症では説明がつかない排尿困難の場合，薬の副作用，悪性腫瘍，尿路結石，Reiter 症候群などを考える．

尿閉を「排尿困難」と訴える患者もいる．尿閉による溢流性尿失禁を「尿が問題なく出ている」と勘違いすることもあり，疑われる場合には腹部超音波で膀胱，腎盂拡張の有無，腎実質の状態を確認する．

尿失禁

尿失禁は，質問されない限り患者側からは話さないことが多く，まずは質問することが重要である．見逃してはいけないのは，尿失禁が全身疾患の一症状として出現している状態（尿路およびそれ以外の感染症，脳卒中，心筋梗塞，高血糖，高カルシウム血症など代謝障害，せん妄，運動機能障害など），尿路感染症，尿閉に伴う溢流性尿失禁，中枢神経系障害，脊髄神経障害などである．とくに膀胱・直腸障害が疑われる場合は，直腸診で肛門括約筋の緊張を確認する．

尿失禁の分類（切迫性，腹圧性，溢流性，機能性，あるいは混合型尿失禁）を鑑別

することはマネジメントに役立つが，それだけでは背景にある全身疾患を見逃す可能性がある．全身疾患を見逃さないために，患者の認知機能，身体機能の評価を必ず行う．また，内服薬や手術歴，治療歴，水分摂取状況の確認，排尿日誌の記入，尿検査，残尿測定（尿検査前後に腹部超音波で膀胱径を測定）を行う．排尿困難の場合と同様に，一度は腹部超音波で膀胱，腎臓の状態を確認しておく．

これは安心 green light

- 排尿困難が以前の尿路感染症と同様の症状であり，複雑性尿路感染症の要素がない場合は，単純性尿路感染症の再発として対処してよい．
- 残尿がなければ（無尿でない限り），「帰してはいけない」排尿障害はない．

General rule

★ 男性の尿路感染症では前立腺を触診する！
★ 排尿困難をみたら性感染症を疑う！
★ 尿失禁には全身評価，尿検査，残尿測定！

（小曽根早知子）

不安・うつなどの精神症状

見逃すな！ red light

- 練炭や排ガスによる自殺未遂者 ➡ 一酸化炭素中毒では，いったん回復した後の数日〜数週後に重篤な精神・神経症状を呈することがある．初診時は軽症にみえても，高圧酸素療法の適応を見逃すな
- 高齢者や転倒リスク患者の急な認知症 ➡ 慢性硬膜下血腫，正常圧水頭症
- アルコール多飲，胃切除後，偏食，低栄養患者の意識障害や精神症状 ➡ Wernicke脳症（ビタミンB_1欠乏）
- 向精神薬・抗パーキンソン病薬内服中の高熱や自律神経症状，精神症状など ➡ 悪性症候群，セロトニン症候群

帰してはいけない患者の見分け方

身体症状を訴える患者

　不安障害やうつ病の患者は，頭痛，めまい，息苦しさ，倦怠感など身体症状を訴えて，まず一般外来を受診することが多い．患者は精神的な症状を訴えないことがあるので，積極的に問診する．とくに自殺のおそれがあるうつ病をスクリーニングする必要がある．まず「抑うつ気分」と「興味・喜びの喪失」を尋ね（→p8），そのいずれかを認めればうつ病を疑い，次に睡眠，食欲，体重変化，集中力や決断力の低下，不安・焦燥，無価値感，罪責感などを尋ねる．その際，必ず希死念慮の有無を確認する．「『消えてしまいたい』『自分には生きている価値がない』『自分がいないほうが皆のためだ』と考えることがありますか？」などと尋ね，もし認めれば「具体的にその方法を考え，計画したことがありますか？」と確認する．強い希死念慮を認めれば，必ず家族に連絡して付き添いを指示し，本人には「すぐに自殺しない」と約束させ，精神科専門医療機関にコンサルトする．

　救急外来で遭遇することの多い精神疾患の1つにパニック障害がある．パニック発作は心筋梗塞，狭心症，不整脈，低血糖，喘息，甲状腺機能亢進症などと紛らわしく，鑑別診断を要する．またパニック障害が疑われる患者に「異常なし」とだけ

説明すると，患者はかえって不安になり症状が悪化しやすい．パニック障害の可能性を説明し，精神科など専門外来にコンサルトすべきである．

さらに不安障害や気分障害と診断された患者に，悪性腫瘍，甲状腺機能異常，副腎不全，薬剤性（ステロイド，インターフェロン，β遮断薬など），薬物離脱，亜急性／慢性感染症などが隠れていることもまれではない．精神疾患の患者であっても身体的な訴えや徴候を軽視せず，必要に応じて十分な検査を施行する．

精神科救急

●せん妄

高齢者が幻覚や妄想を呈した場合，安易に「認知症の周辺症状」と決めつけてはいけない．「AIUEO TIPS」（→p54）などで意識障害の鑑別を行い，せん妄が疑われれば原因検索し対処する．とくに活動減少型のせん妄は見逃されやすい．また幻覚・妄想，激しい興奮など精神症状を主症状として発症する辺縁系脳炎は，髄液検査などで炎症所見に乏しく，統合失調症などと誤診されやすい．

●過換気症候群

低酸素血症（心不全，気胸，肺塞栓など），糖尿病性・アルコール性ケトアシドーシス，甲状腺機能亢進症，アルコール離脱，薬剤性などの二次的過換気状態を除外する．またパニック障害やうつ病の一徴候として過換気発作を起こすことがある．

●リストカット，過量服薬

情緒不安定な患者がリストカットや過量服薬で，繰り返し救急外来を受診することがある．こうした行為はしばしば「見せかけ」と軽視されがちだが，いずれ自殺既遂してしまうことも少なくない．自殺念慮の強いうつ病患者と同様の対処が必要である．

これは安心 green light

- 「抑うつ気分」「興味・喜びの消失」が2つともなければうつ病はほぼ除外できる（感度96％）．

General rule

★「心因性」の判断は，常に器質性疾患を十分除外した後にのみ，すべきである！
★精神疾患の存在は身体疾患の否定にならず，また身体疾患の存在は精神疾患の否定にならない！

（木村洋輔）

第 3 章
ケースブック

記号凡例 研 研修医 指 指導医 看 看護師 患 患者

Case 1 これって本当に熱中症？

15歳男性，歩行障害＋尿閉

症　例

　猛暑が続いている 8 月の外来診療．隣の救急室には，熱中症の患者が朝から何人か救急搬送されていた．そんな外来も終わりかけの夕方に，15 歳の男子中学生が車いすを押されて，外来受診した．

　患者は「体がだるくて，なんだか力も入らなくて…」といい，付き添いの母親は「ひどい熱中症のようなんです」と訴えた．

　意識清明，血圧 125/57 mmHg，心拍 94 回/分（整），呼吸数 24 回/分，SpO₂ 96％，腋窩温 37.7℃ であった．

研 発熱と倦怠感の 15 歳の男子で，熱中症だと思います．1 週間前に風邪をひいて部活のサッカーを休んでいたそうですが，3 日前からは部活を再開しています．昨日から倦怠感があり，今日の練習は早退しています．身体所見では口腔内や腋窩は湿潤していて，脱水の程度は強くありません．後頸リンパ節の腫脹がありますが，1 週間前のウイルス感染によるものでしょう．胸部所見はとくに異常はなく，血液検査の異常もありませんでした．こんな日に運動していたら熱中症にもなりますよね．今は補液も終わるころだし，落ち着いていたら帰宅でいいですか？

指 熱中症を疑うなら，ミオグロビン尿は否定しておきたいね．尿試験紙の潜血反応が疑陽性になったら，要注意だよ．まだ尿が出ていないようだから，確認して．状況からは運動性熱射病でもよさそうだけど，十分に補液しても排尿がないわりには，血液検査でも異常がないなんて，熱中症にしては気になるね．力が入らないというのは，筋力低下があるの？

研 筋力まではちゃんとみてませんが…熱中症の倦怠感で力が入らないだけだと思いますよ．

指 まだ尿も出ていないみたいだから，トイレまで歩いて行ってもらったら？しっかり評価してね．

　　　　　　　　　　 ･････････････････････

患者は点滴台につかまりながら立ち上がったが，数歩で転倒しそうであったため，車いすでトイレに行った．「なんだか力が入らないし，おしっこもちょろちょろだった．すっきりしないよ」．

....

研 まだ歩けないようだから，1泊入院して経過をみたほうがよさそうですね．でも 1,000 mL は補液しているのに，ほとんど尿は出ないですね．おかしいなあ．

指 それって実は尿閉じゃないの？ 歩行もふらついているし，筋力低下があるんじゃない？ 急性の筋力低下や尿閉は緊急を要する症状だよ．若年で先行感染もあるようだから，神経疾患かもしれない！ 一緒に神経所見をみよう！

研 最近，似たような患者さんばかりみていたからか，初めから熱中症だろうと決めてかかってしまいました．

その後の経過

上下肢の筋力は MMT 4/4 と低下を認めた．剣状突起レベル以下の体幹と両足の触覚と温痛覚の低下があり，分節性の感覚障害を認めた．また深部腱反射は四肢で低下し，両側 Babinski 徴候陽性で，直腸診では肛門括約筋トーヌスは低下し，腹部超音波では膀胱は緊満していた．緊急で脳全脊椎 MRI を施行したところ，延髄，頸髄から胸髄に T2 強調画像および FLAIR で非連続性高信号領域を認めた（図 1，2）．髄液検査では細胞数上昇と蛋白増加を認めた．

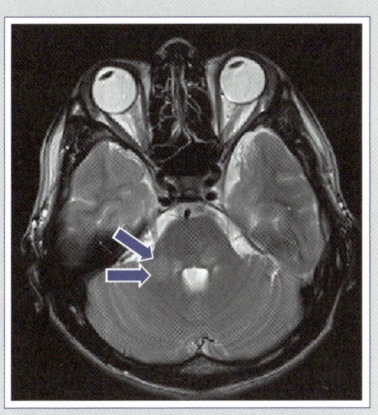

図 1 脳の T2 強調画像（横断像）
右小脳脚と橋の一部に高信号域がみられる．

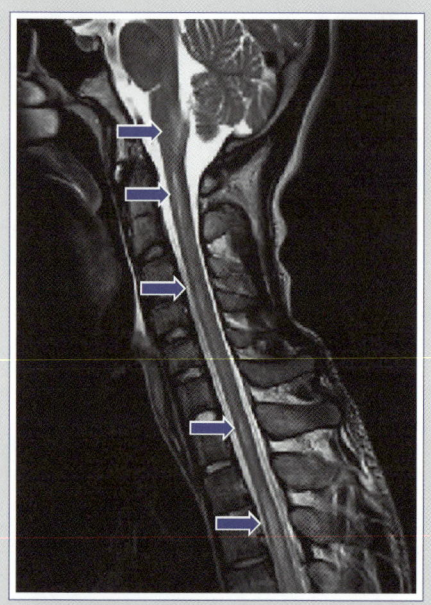

図2 延髄から胸髄のT2強調画像（矢状断）
延髄から胸髄にかけて非連続性の高信号域がみられる．

　その後，神経内科に入院しステロイドパルス療法を開始した．翌日に両下肢の筋力は MMT 2/2 まで低下し，第3病日には球麻痺も出現したが，その後は徐々に改善した．第30病日に軽度の両下肢筋力低下が残るものの，独歩で退院することができた．

解説

急性発症の歩行障害の原因は？

　今回の歩行障害は，当初は熱中症による全身状態低下に伴うものと判断していたが，実際は急性散在性脳脊髄炎による両下肢筋力低下による歩行障害であった．
　歩行障害は，全身状態の低下によっても二次的に容易に引き起こされ，その際は原因疾患の治療を行うことで回復が期待できる．とくに高齢者では二次的な歩行障害が多い．しかし歩行調節にかかわる筋力や平衡感覚の低下が原因の場合は，「急性発症」「膀胱直腸障害」「会陰部のしびれ感」などの警告症状があれば，呼吸抑制

をきたすような神経筋疾患，外傷や感染による脊髄圧迫を鑑別することが重要である．また脱力が上肢や顔面に及ぶ場合には，脳卒中などの頭蓋内病変を疑う．

　そして脊髄障害の病因推定には，発症様式が重要である．発症時刻を特定できるような突発性では血管障害を考え，1週間以内に症状が極期に至る急性発症では，感染や腫瘍による圧迫によるもの，脱髄性疾患などの免疫性のもの，その他に中毒性，代謝性のものを考える．実際の鑑別では可及的速やかにMRIを施行し，硬膜外の血腫・膿瘍・悪性腫瘍，また多発性硬化症や急性散在性脳脊髄炎などの脱髄性疾患や，血管障害による全脊髄動脈症候群などを鑑別する．

　今回の症例では，徐々に進行した両下肢の筋力低下（進行性対麻痺）があり，剣状突起レベル以下の触覚と温痛覚の低下（分節性感覚障害）を認め，脊髄障害と判断した．MRIでは散在性の脳脊髄病変を認め，急性散在性脳脊髄炎と診断された．

急性散在性脳脊髄炎について

　急性散在性脳脊髄炎は免疫交差反応による脱髄性疾患で，予防接種後，感染後，特発性に分類され，発症の頻度は0.2～0.6人/10万人年である．臨床症候として先行感染や予防接種の後，数日～14日してから，意識障害，項部硬直，対麻痺や四肢麻痺，腱反射消失，病的反射出現，分節性感覚障害，膀胱・直腸障害などの脊髄症状や，脳幹症状，小脳症状，神経根症状，末梢神経症状などさまざまな症状が出現することがある．血液検査では約3割で炎症反応の上昇がみられ，髄液は細胞数増多・蛋白増加がみられる．MRIではT2強調画像やFLAIR画像で大脳・小脳白質や脊髄に高信号域を認める．

ヒューリスティックバイアス

　この症例のもう1つのポイントは，その時期によくある疾患の中に，重篤な疾患が紛れていたことである．熱中症の流行や，猛暑での部活動などから安易に熱中症と判断したことは，ヒューリスティックバイアスによる偏った判断であった．ヒューリスティックとはすべての医師が訓練の中で身につけていく，臨床診断の過程を短縮するために用いる判断の近道のことであり，経験則や直感などとほぼ同じ意味で使われる．臨床医として経験を積むことでヒューリスティックのレパートリーは増え，診断効率が上がっていくが，ときにバイアスのかかった思考パターンに陥ると，診断を大きく見誤ってしまうことがある．経験を積んで得られる知識の中にも，ピットフォールやバイアスがあることを意識して，症例を振り返って学びを深めることも重要である．

診断

感染後の急性散在性脳脊髄炎
（ADEM：acute disseminated encephalomyelitis）

TIPS

★ 急性発症の歩行障害では，筋力低下と分節性の感覚障害を確認しよう．重篤な脊髄障害の可能性がある！

★ ヒューリスティックバイアスによる思い込みに気をつけろ！

■ 文献

1) Tierney LM, Henderson MC. 2005／山内豊明（監訳）：聞く技術―答えは患者の中にある（下）．pp 479-483，日経BP社，2006．＜症候ごとに問診から診断に至るポイントが的確に示されている＞
2) 黒田康夫：神経内科ケース・スタディ―病変部位決定の仕方．新興医学出版社，2000．＜難しく感じる神経学的な部位診断を，簡潔にわかりやすくまとめている＞
3) Salzman B, et al: Gait and balance disorders in older adults. Am Fam Physician **82**(1): 61-68, 2010. ＜高齢者の歩行障害の診断についてまとめた論文＞
4) 生坂政臣：めざせ！ 外来診療の達人 第3版．p 13-14，日本医事新報社，2010．＜ヒューリスティックバイアスについて，簡潔に示されている＞

（木村洋輔）

---

column 1　外来看護師とのコミュニケーション

　外来では患者さんとのコミュニケーションが大事ですが，外来看護師を含めたコメディカルとのコミュニケーションも同様に重要です．あなたの働いている外来の職員がどんな人たちで，どういったことに興味があるのか，今現在の仕事内容に満足しているのか，そんなことに思いをめぐらせたことはありますか？

　職員同士のコミュニケーションが取れている職場の雰囲気は自然と良くなり，受診する患者さんに対する対応も改善することで患者満足度が上がったなんて報告もあるようです．まず，医師自身が職員に積極的に話しかけ，お互いに意見を言い合える環境を作っていきましょう．ただでさえ医師はプライドが高く，話しかけにくいと思われています．あいさつ，笑顔，話を聞くことなどを意識しながら，自ら質問・指摘を受けやすい環境を作っていきましょう．

（矢吹　拓）

Case 2 乙女の胸痛，それは恋？

15 歳女性，胸痛＋発熱

症　例

　2日前に夜間救急外来受診歴のある15歳女性が，喉から心窩部の痛みを主訴に母親と日中の一般外来を受診した．

　研修医が2日前の病歴を確認すると，「生来健康な15歳女性，高校生．部活はサッカー．4日前より発熱，頭痛，拍動性の胸痛，胸部圧迫感が出現した．2日前の明け方2時にベッドへ上ろうとしたところ，意識を失って転倒した．10秒ほどで意識は回復したが，胸部症状が続くため，同日4時に救急搬送となった．バイタルサインは体温37.6℃，血圧95/63 mmHg，心拍104回/分，採血では軽度の炎症反応以外に異常なく，担当医は胸部X線，心電図に異常なしと読影した（図1，2）．胸痛であり，循環器内科オンコールに相談し，ポータブル心エコーでも異常はなく，対症療法で帰宅となった」とあった．

研 前回（2日前）は救急車で来院していますが，結局異常なしの判断で帰ってい

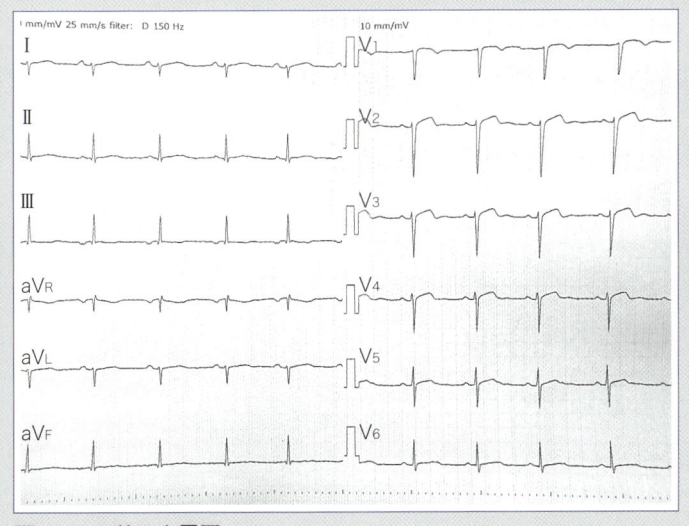

図1　2日前の心電図

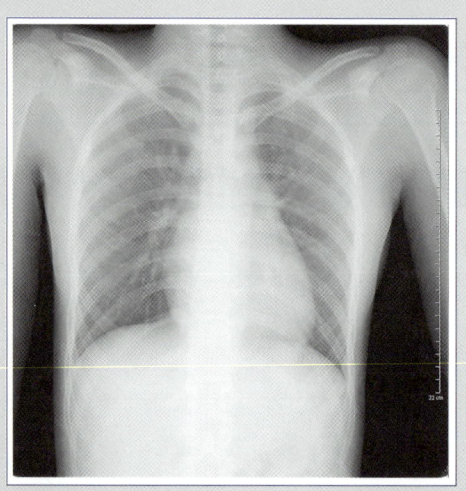

図2　2日前のX線写真

ます．今回の主訴は喉から心窩部にかけての痛み．胸部の症状は治ったそうです．見た目の全身状態は良好で，バイタルサインは体温37.3℃，血圧88/55 mmHg，心拍96回/分と微熱のみです．身体所見上もこれといって異常はありません．2日前からの症状増悪はないし，若くて元気だから，対症療法の追加でいいですか？

指　今日の状態だけをみれば，経過観察が可能かもしれないね．ただ4日前からの病歴を聞くと，やはり胸部臓器に異常がないか再確認したほうがいいと思うよ．

研　今は喉から心窩部痛ですけど…．

指　胸骨裏の痛みと言い換えられない？　胸痛の鑑別診断は？

研　それなら得意です！　急性冠症候群，大動脈解離，緊張性気胸，肺塞栓，食道破裂です．

指　最初に除外すべき5-killer chest painだね．それらの除外を含め，痛みの性状を確認してみよう．

研　痛みは突然発症でなく，吸気時，起き上がり，仰臥位で増悪しています．食事や労作には無関係で，咳・痰なし，消化器症状なしです．冠動脈疾患のリスクファクターはありません．5-killer chest painは幸いどれも違いそ

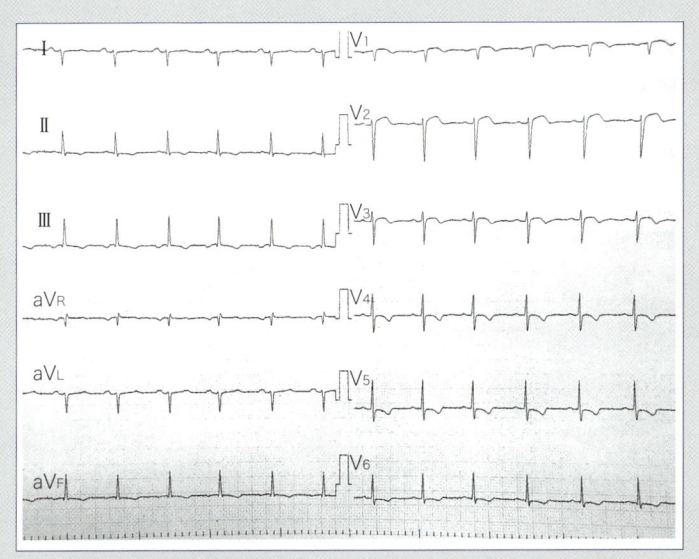

図3 受診当日の心電図

うですね．じゃあ何だろう？

🈯 病歴からは胸膜由来の痛みが疑われるね．僧帽筋への放散痛，頸静脈怒張，心膜摩擦音はなかったね．心電図，X線，血液検査を追加しようか．

....

　検査は，心電図で新たに V_3〜V_6，Ⅱ，Ⅲ，aV_F のT波陰転を認めた(図3)．胸部X線ではCTR 55%と心拡大あり．2日前とは変化なかったが，2年前のフィルムがあったので比較すると，CTR 37%→55%と著明な増大があった(図4)．血液検査ではWBC 8,200/μL，Seg 65%，AST 68 IU/L，ALT 50 IU/L，LDH 331 IU/L，CK 317 IU/L，CK-MB 21 IU/L，CRP 1.12 mg/dL，BNP 195 pg/mL，トロポニンⅠ 6.66 ng/mLと心筋逸脱酵素の上昇を認めた．
　循環器内科にコンサルトし，心エコーでは壁運動異常はなく，中等度の心嚢水を認めた．急性心膜心筋炎の診断で入院，モニター管理となった．

....

🈔 心電図，X線も過去と比較すると変化が一目瞭然でした．心筋梗塞以外でもトロポニンが陽性になるのですね．胸痛は若年者でも油断してはいけなかったです．

図4 2年前のX線写真

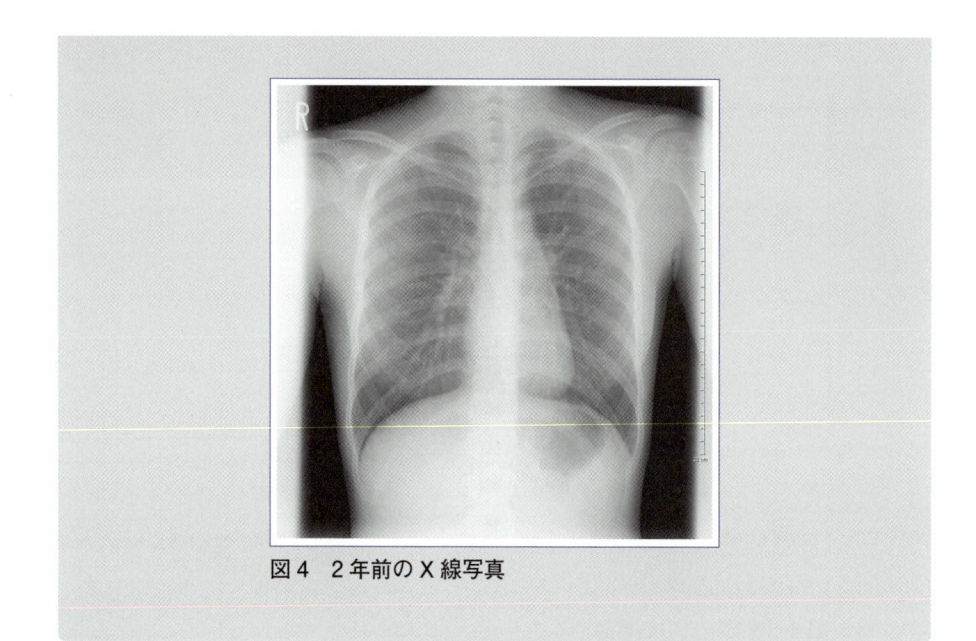

解説

　急性心膜炎は，①特徴的な胸痛，②心膜摩擦音，③心電図変化，④新たなもしくは増加する心囊水貯留のうち，2つ以上を満たす場合に診断される．急性心膜炎のうち，心筋逸脱酵素(CK-MB，トロポニンI)の上昇や心エコーで左室機能障害を新たに認める場合には心膜心筋炎の診断となる．原因は特発性が85〜90%と大半を占め，2番目がウイルス性である．心膜炎の心電図変化は時間〜日単位で4つの段階を経る．ⓐ広範囲の誘導でST上昇やPR低下，ⓑST，PRの正常化，ⓒ広範囲の誘導でT波の陰転化，ⓓ正常化またはT波陰転化の残存である．急性冠症候群との鑑別に心エコーが有用とされ，ときに冠動脈造影が必要となる．本症例では上記の，①胸痛，③心電図変化(Ⅲの変化)，④心囊水貯留に加えて，トロポニンIの上昇を認め，心膜心筋炎と診断された．

　心膜心筋炎と急性心膜炎の治療は類似しており，NSAIDsの内服が中心で，良好な経過のことが多い．心膜心筋炎では不整脈の発症が多いとされ，60%の症例に何らかの不整脈を認める．外来治療も可能であるが，38℃以上の発熱，白血球増加，大量の心囊水，免疫抑制状態，抗凝固薬の内服，NSAIDs内服で効果不十分，トロポニン上昇，再発性心膜炎などのハイリスク群では入院を考慮すべきである．

診断

急性心膜心筋炎

TIPS

★胸膜性の胸痛では，心膜炎を鑑別に挙げよう！
★若年であっても鑑別診断をしっかり行う！
★検査は過去との比較が大事！

■文献
1) Khandaker MH, et al: Pericardial disease: diagnosis and management. Mayo Clin Proc **85**(6): 572-593, 2010. ＜急性心膜炎の全般が記載されており，overview の図がわかりやすい＞
2) Imazio M, Trinchero R: Myopericarditis: Etiology, management, and prognosis. Int J Cardiol **127**(1): 17-26, 2008. ＜心膜心筋炎のレビューがよくまとめられている＞
3) Imazio M, et al: Indicators of poor prognosis of acute pericarditis. Circulation **115**(21): 2739-2744, 2007. ＜心膜炎の予後不良な因子が挙げられている＞

(五十野博基)

column 2　怒られないコンサルテーション

　他科の医師にコンサルトするとき，不機嫌な対応をされて困った経験はないだろうか．相手も忙しいので，要領を得ない，場をわきまえないコンサルトはトラブルの元である．

　スムーズなコンサルトのポイントは，①依頼目的がわかる情報を最初にいう(例：消化器内科医に，「65歳男性で，立ちくらみを伴う大量消化管出血の患者です．緊急内視鏡の適応について相談したいのですが…」)，②内容を相手が知りたい情報に絞る(省いていいところは大胆に省く)，③コンサルトに至った自分のアセスメントとその根拠を端的に述べる，ことである．短時間に要領よく話すことも重要なので，まだ慣れていない場合や経過が複雑な場合は，連絡を取る前に，紙にポイントとなる情報を箇条書きに書きだして，おおまかな作戦を立ててから相談するとよい．

(前野哲博)

Case 3 よくある過換気症候群だと思ったのに…

24歳女性，過換気

症　例

　金曜日の夕方，もうそろそろ仕事も終わりかなと思っていたところ，若い女性が友人に連れられて診療所にやってきた．

　待合室にいる時点で，「はあはあはあはあ」と明らかな頻呼吸が聞こえてくる．過換気かな？　と思いながら診療を開始した．

　友人は「昼過ぎから，はあはあし始めちゃったんです．その後，『気持ち悪くなっちゃった』といって一度吐いちゃったんですよね．あと『手足もしびれる』っていうし，吐き気も続いているみたいです」という．

　確かに，呼吸数は30回/分以上はありそうで，会話も途切れ途切れな状態になっている．酸素飽和度を測定したが100％と問題なかった．胸部聴診上も特記すべき異常を認めない．

　研修医は，「これは過換気症候群という病気で心配はいらないですよ」と説明しながら紙袋を渡して，「この袋を口に当ててゆっくり呼吸するようにしてくださいね．必ず良くなりますよ」と説明した．

　10分後，患者さんは「まだ頻呼吸で気持ち悪い」とのことだったが，「過換気症候群だから大丈夫」と説明し，「もう少し様子をみましょう」とお話をした．

――診察終了後――

指 さっき来た患者さんは何だったの？

研 あー，過換気の患者さんでした．過換気ってやっぱりしょっちゅう来ますよね．いつもどおりペーパーバッグ法やりました．なんかまだすっきりはしないんですけど，帰そうかなと思ってます．

指 なるほどね．最近はペーパーバッグ法はあまりお勧めしないんですよ．

研 あ，そうなんですね．知らなかったなあ．勉強になります．

指 （カルテを見ながら）過換気はその後，良くなりましたか？

研 いや，まだ症状は若干残っていたんですけど，もう診療終了間際でしたし，看護師さんからの早く帰しなさいっていう視線が痛くて…．

指 過換気の患者さんをみるときに，鑑別しないといけない疾患は何だと思いますか？
研 鑑別すべき疾患？ 過換気症候群とですか？ うーん…よくわからないです．
指 それじゃあ，一緒にもう一度診察に行きましょう！

....

　指導医と一緒に診察に行ったところ，やはりまだ過換気状態は継続していた．病歴を確認したところ，今までに過換気症候群による発作を起こしたことはないようだった．症状を確認すると，数週間前から口渇，多飲，多尿があり，頻回にペットボトルでジュースを飲んでいたことが判明した．

　採血および迅速血糖を測定したところ，迅速血糖値は 482 mg/dL と著明高値で，HbA1c は 12.4% だった．血液ガスを採取したところ，pH 7.012 と著明なアシドーシスを認め，糖尿病性ケトアシドーシスが疑われ，近くの救急病院へ搬送となった．

解説

　本症例は，過換気症状で来院した糖尿病性ケトアシドーシスの症例である．過換気という言葉に惑わされがちであるが，要は「呼吸数が多い」ということである．

　呼吸数増加はさまざまな疾患を示唆する．例えば肺炎診療における呼吸数の重要性はいわずもがなであり，SIRS(systemic inflammatory response syndrome，全身性炎症反応症候群)(→p46)の基準や敗血症診療においても重要な役割を果たしている．過換気症候群を想起した場合に，同時に除外すべき疾患を**表1**に示す．

　表1以外にも過換気状態となる疾患は多数あり，安易に過換気症候群と決めつけず，頻呼吸となる危険な疾患を想定しておくことが，重症患者の悪化を未然に防ぐために必要である．"Hyperventilation is daemon(過換気は悪魔である)"の格言と

表1　過換気の原因で除外すべき疾患

呼吸器疾患	肺炎，喘息，気胸，急性呼吸促迫症候群
循環器疾患	肺塞栓，心不全，心筋梗塞
代謝性疾患	代謝性アシドーシス(糖尿病性，アルコール性，腎性)
中枢神経疾患	脳炎，髄膜炎，くも膜下出血
その他	敗血症，妊娠

おり！

　他疾患を除外するために，病歴・身体所見を確認する必要がある．病歴では，随伴症状を確認する．胸痛や咳・痰などの呼吸器症状の有無，頭痛や嘔気・嘔吐などの中枢神経疾患の有無など除外すべき疾患を念頭に置きつつ，病歴聴取を行う必要がある．とくに，過換気が出現する前の症状を詳細に確認すべきで，その症状が過換気の引き金となっていることがある．また，多くの場合，過換気症候群の患者は同様のエピソードを繰り返しており，過去に同様の症状がなかったか，過換気症候群と診断されたことがなかったかを確認するのも重要である．

　身体所見では，呼吸数以外のバイタルサインに異常がある場合には，その原因検索を行うことが重要である．身体所見も病歴同様，除外すべき疾患を念頭に置きつつ，診察を行うことが重要である．

　検査は基本的には，他疾患の除外目的に行われる．その中でも動脈血液ガスが有用である．上記のアシドーシスの評価に加えて，酸素分圧の低下の有無を評価できる．その他，一般採血，胸部X線，心電図，呼吸機能検査，頭部画像検査などを検討してもよいかもしれない．

　過換気症候群に対するペーパーバッグ法については，現在は低酸素血症を惹起する可能性があり，推奨されていない[1]．過換気症候群では不安が取り除かれることが重要で，必要に応じて抗不安薬などの投薬も検討する．高度の過呼吸後に無呼吸になることがある．これは，過呼吸による脳虚血（CO_2低下による脳血流低下）から意識レベル低下をきたし，さらに無呼吸に至る機序が推察されている[2]．

診断

糖尿病性ケトアシドーシス

TIPS

★過換気＝「呼吸数が多い」と考える！
★過換気状態の患者をみたら，原疾患がないかを考える！
★症状の改善を確認するまでが，過換気症候群の治療！

■文献

1) Callaham M: Hypoxic hazards of traditional paper bag rebreathing in hyperventilation patient. Ann Emerg Med **18**: 622-628, 1989.＜健常人 21 人に対してペーパーバッグ法を行ったところ，ペーパーバッグ内の酸素分圧が有意に低下したという報告．ペーパーバッグ法の危険を指摘している＞
2) 太田凡：過呼吸症候群．臨床研修プラクティス **3**(7): 78-80, 2006. ＜過換気症候群のピットフォールについて詳しく解説してある＞
3) 林寛之：ステップビヨンドレジデント 4―救急で必ず出会う疾患編 Part 2. pp 15-17, 羊土社，2008. ＜過換気症候群を診療するにあたっての原則が記載されておりわかりやすい．必読＞

（矢吹　拓）

column 3

3，4 年目は青かった…

穴があったら入りたいような気持ちになる過去…それが私にとっては卒後 3，4 年目のころである．もちろん初期研修医時代にも多くの失敗は経験したが，そのころにはまだ初学者としての謙虚さがあったように思う．でも 3，4 年目は，ちょうど自動車免許をとって車に乗り慣れてきたころのような危うい自信に満ちていた．

そのころの私は，わからないものがあっても根拠のない自信を持って「こんなものみたことがないから，あるはずがない」というような横柄な態度をとっていた．自分はだいたいのことは知っている，と思っていたのだろう．5 年目に研修医の指導をするようになり，さらに 6 年目に診療所に勤務するようになって初めて，自分の知識が乏しくて，自分が 1 人でできることも限られていることを思い知らされた．あの 3，4 年目のころの自分のなんと危ういことか．そしてそのころの自分を温かく見守ってくれた先輩方には，今でも頭が上がらない．

（小曽根早知子）

Case 4 胃腸炎はごみ箱診断

24歳女性，発熱＋嘔吐

症例

　世間は冬まっただなか．夏には新型インフルエンザによる大流行があり，今年はいつもと違う冬になるかなぁ，なんて思いながらの外来診療．巷ではノロウイルスを中心とした急性胃腸炎が流行しており，皆ゲーゲー吐いて，ジャバジャバ下痢して，ツラそうな顔をした患者たちが外来にあふれ返っている．つい先ほども，一家全員で胃腸炎症状を呈していたノロわれた家族[*1]をみたばかりで，自分もノロわれないように注意しないと，と思っていたところであった．

　次に診察したのは，とくに既往のない24歳女性．見た目は普通の大学生かOL．2日前より発熱，頭痛，ふしぶしの痛みがあり，市販の感冒薬を内服していたが改善せず，嘔気も出現してきたため，当院を受診したとのことであった．嘔吐はなく，やや軟便であるが水様便はなく，腹痛はないそうだ．周囲で急性胃腸炎が流行っており，自分がノロウイルスに感染していないかと心配で来院した．

　来院時は血圧130/90 mmHg，脈拍112回/分（整），体温38.4℃，SpO$_2$ 98%（room air），呼吸数24回/分であり，身体所見では腹部平坦・軟で腸蠕動音は正常，とくに圧痛も認めなかった．その他，咽頭発赤，扁桃腫大，頸部リンパ節腫脹も認めず，心雑音聴取せず，肺音も清であった．

研 とくに既往のない24歳女性で，急性胃腸炎のようです．ほんっと，胃腸炎ばっかりですよねー．だんだん，僕もわかってきました．整腸剤と対症療法で帰していいですか？

指 ん？　どんな症状なの？

研 あ，ええと，この人はですね，発熱，頭痛，ふしぶしの痛み，嘔気がありますが，嘔吐はなく，やや軟便ですが水様便はなくて，腹痛もないそうです．

[*1] ノロわれた家族：福井大学の寺澤秀一教授が，家族全員がノロウイルスに感染していることを表現したもの．

指 ふむ．で，なんで胃腸炎だと思ったの？
研 えー，だって先生，これだけ来てればわかりますよー．
指 でも水様便も腹痛もないんでしょ？
研 いやー，でもきっとこれから出てくるんじゃないんですかねー．
指 根拠はそれだけ？他に鑑別は考えてないの？
研 え…いや，とくには…．
指 そんな診断の仕方していいって，誰が教えた？
研 え…（やばっ）．
指 もう一度，一緒にみてみようか．

　　　　　　　　・・・・・・・・・・・・・・・・・・・・・・・・

　追加で問診を行うと，18歳の頃に一度膀胱炎にかかったことがあるという．実は3日前に頻尿，残尿感など膀胱刺激症状を認めていたが，2日前の発熱があるころからは消失しており，周囲でも急性胃腸炎にかかった人がいたため，今回の病気ととくに関係はないと思っていたそう．月経周期に異常はなく，妊娠の可能性は本人は「ない」と．jolt accentuation（→p49），neck flexion test（→p49）はともに陰性であり，項部硬直もなし．腹部診察で両季肋部の圧痛を双手診で確認したところ，左側で圧痛を認め，また背部では左側にのみCVA（肋骨脊柱角）叩打痛を認めた．心電図は異常なく，採血，尿検査を施行したところ，妊娠反応は陰性であったが，炎症反応の上昇と尿白血球＞100/HPFを認め，尿グラム染色を施行したところ多数の白血球と多数のグラム陰性桿菌を認めた．腹部超音波で水腎症を認めなかったため，左単純性腎盂腎炎と判断し，抗菌薬投与下に同日入院加療となった．

解説

　本症例は発熱，頭痛，嘔気を主訴に来院した若い女性の急性腎盂腎炎の症例であった．急性胃腸炎が流行する時期であったため，患者も多く，手短に「胃腸炎」と判断してしまったところに「落とし穴」があった．

　急性腹症診断の古典には「急性胃腸炎という診断は診断できていない病態にとりあえず無難な名前を与える行為であることが多い」と書かれており，発熱，嘔気・嘔吐などの胃腸炎症状をみた場合には，まず急性胃腸炎以外の病変から鑑別を挙げるのがよいとされる[1]．

具体的な鑑別疾患の列挙は紙面の関係上，他書に譲る[1]が，重要なものを挙げると「発熱＋嘔気」であれば，感染症では今回の症例である腎盂腎炎や，髄膜炎は絶対に鑑別しなくてはならない．また，腹部疾患である胆嚢炎，膵炎，虫垂炎などは腹部疾患ということで比較的鑑別に残りやすいが，やはり見逃してはいけない鑑別であり，虫垂炎はとくに最後まで鑑別からは外さないようにしたい．

あとは非感染性疾患であれば，本症例のような若年女性であれば妊娠，糖尿病性ケトアシドーシス，甲状腺クリーゼなどは必ず除外しておきたい．他に見逃してはならないのは心筋梗塞，頭蓋内病変，急性緑内障発作，副腎不全であろうが，これらの場合，おそらく発熱は「微熱」といった形で現れる．

なお嘔気のおおまかな鑑別としては，消化管以外は「ナウゼア」と覚えるのがよい．これはドイツ語の「nausea（嘔気）」のことであり，（ナ）内分泌〔血糖・電解質異常，妊娠〕，（ウ）中毒〔薬物・アルコール〕，（ゼ）前庭神経系〔眩暈を伴う〕，（ア）頭部病変，のことを指す[2]．

尿路感染症の診断は，女性の急性膀胱炎などを除き，実は簡単ではない[1]．症状としては，典型的には下部尿路症状として頻尿，残尿感，排尿時痛，血尿，下腹部の圧痛などを認め，上部尿路症状としては側腹部痛，背部痛，CVAの叩打痛，発熱，嘔気・嘔吐などを認める．しかし，本症例のように上部尿路の感染症である腎盂腎炎においては下部尿路症状を欠くこともあり，このような場合に「発熱，嘔気」に加え，ときに下痢，腹痛を含めた消化器症状が前面に出ることもあるため，胃腸炎と間違えやすいことから注意が必要となる[3]．

なお，腟分泌物，腟の被刺激性がみられるときはそれぞれ，陽性尤度比（LR＋）0.34，0.24，で尿路感染症は否定的となる．また反対に陰性尤度比（LR－）は，腟分泌物LR－3.1，腟の被刺激性LR－2.7であることを利用し，これらを認めずに排尿時痛，頻尿を呈する場合には統合LR＋23〜25，と尿路感染症の診断に有益な所見となる[4]．これに加え，尿検査での白血球定性・沈渣，亜硝酸塩，尿グラム染色の所見を参考にし診断へと結び付けていくが，とくに高齢者では無症候性細菌尿も多く，膿尿＝尿路感染症，ではない点に注意したい．

また，下部尿路感染症である膀胱炎では管腔臓器であるため発熱しない，といわれることが多いが，厳密な証明は難しく，下部尿路症状のみで受診した女性患者の約3割で，組織学的には腎盂への感染の波及が認められていたという報告もあることから，腎盂腎炎との区別は非常に難しい[3]．ポイントとしては，明確な区切りはないが，発熱（≧37.8℃）が上部尿路感染症を示唆する最も良い所見といわれている[5]．

なお，発熱，嘔気・嘔吐，下痢，腹痛などと胃腸炎としての症状がすべて揃って

いる場合，発症数日であり他に疑う疾患がなければ，急性胃腸炎として対症療法で経過をみることはしばしば経験する．しかしその際でも最後まで虫垂炎の可能性は否定せず，どんな軽症であっても，「痛みが右下腹部に移動してきたり，歩いて響くようになった場合には虫垂炎の可能性があるので，すぐに受診するようにしてください」と一声かけておくことで，虫垂炎であった場合の見逃しを最小限に抑えることができる．

診断

左単純性腎盂腎炎

TIPS

★「発熱＋嘔吐」では必ず尿路感染症，髄膜炎，虫垂炎は鑑別を！
★若い女性をみたら妊娠と思え！

■ 文献

1) 青木眞：レジデントのための感染症診療マニュアル，第2版．pp 649-653，医学書院，2008．＜言わずと知れた，日本の感染症診療のバイブル．胃腸炎は青木先生も「ごみ箱診断」と述べている＞
2) 徳田安春：ジェネラリスト診療が上手になる本．pp 190-197，カイ書林，2006．＜嘔気・嘔吐についての鑑別を，NG例を出しながらまとめたもの＞
3) 岩田健太郎：感染症999の謎．pp 165-186，メディカル・サイエンス・インターナショナル，2010．＜尿路感染症についての疑問を，EBMを示しながらまとめてある名著＞
4) Bent S, et al: Does this woman have an acute uncomplicated urinary tract infection? JAMA **287**: 2701-2710, 2002. ＜女性の急性単純性尿路感染症に対する所見の尤度比をまとめた論文＞
5) Pinson AG, et al: Fever in the clinical diagnosis of acute pyelonephritis. Am J Emerg Med **15**(2): 148-151, 1997. ＜15歳以上の膿尿女性で，2種類の急性腎盂腎炎の診断基準を満たす304例を，37.8℃以上と未満の2群に分けて行った後向きコホート研究＞

（廣瀬知人）

Case 5 女性をみたら…

25歳女性，失神

症　例

　金髪で化粧ばっちりの若い女性が，彼氏に連れられて外来を受診した．彼氏は心配しながら「こいつ，さっきいきなり意識を失って倒れたんすよ！ 10秒くらいですぐに意識は戻ったんですけど…」と話す．本人は，「大丈夫だって言ってるじゃん．こういうことは前もあったんだし，病院来たくないって言ったのに」と，比較的元気そうではある．

　病歴を聴取すると，彼氏の車から降りようとして立ち上がったところ，急に意識が遠のいて倒れてしまったという．慌てて横にして呼びかけたところ，意識はすぐに戻ったが，心配になった彼氏が病院に連れてきたとのことであった．既往歴は特記すべき事項はなかったが，過去に意識を失ったことがあり，小学生のときなどはよく朝礼で倒れたりしていたとのことだった．

　バイタルサインでは，血圧89/45 mmHg，脈拍102回/分だった．もともと血圧は低めとのことで普段と大きく変わりはないとのことだった．眼瞼結膜の貧血ははっきりせず，神経学的所見にも異常所見を認めなかった．

——診察終了後——

研 若い女性の失神でした．立ち上がった後だっていうし，たぶん迷走神経反射だと思うんですよね．過去にも同じような症状はあるみたいですし，間違いないと思います．この間も似たような患者さんみましたしね．

指 神経調節性失神を疑ったんだね．確かに失神の原因として頻度も一番多いし．その他の失神の原因については考えてみたかな？

研 失神の鑑別ですか…そうですねえ，心配なのは頭の中ですけど．でも，神経学的所見は問題なかったですよ．

指 神経学的所見ねえ．（カルテを見ながら）バイタルみると血圧が低くて脈拍も早いけど？

研 あー確かに．でも，もともと血圧低めだっていってましたよ．

指 血圧の起立性変化はあったんですか？

研 起立性変化？ あー調べてないっすね．でもとくに結膜貧血もなかったし，

貧血は考えにくいかなあと．
指 そうですか…最終月経は確認しました？
研 最終月経？ 失神と最終月経は何の関係があるんですか？ 先生が何をイメージしているのかさっぱりわかりませんが…？
指 ひとまず，月経歴の聴取と血圧・脈拍の起立時変化を確認しましょう．

....

その後，詳細な問診を行うと，最終月経から8週間が経過していた．身体所見では結膜貧血は明らかではなかったが，起立負荷試験で血圧が10 mmHg低下し，脈拍は120台まで上昇，ふらつき症状が出現した．その後の精査で，採血でHb 6.5 g/dLと著明低値，本人は妊娠を否定したが，同意を得て検査した妊娠反応が陽性となった．腹部超音波では大量の腹水貯留を認め，産婦人科に緊急コンサルトし子宮外妊娠の診断で緊急手術となった．

解説

本症例は，子宮外妊娠による腹腔内大量出血によって失神をきたした症例である．

まず，失神か否かが1つの重要な分かれ道である．失神とは大脳皮質全体あるいは脳幹の血流が瞬間的に遮断されることによって起こる一過性の瞬間的な意識消失発作である．意識消失の際には筋緊張は保たれていないのが重要である．目撃者がない場合に，本当に失神であったかは注意が必要である．

また，ときおり失神を一過性脳虚血発作(TIA：transient cerebral ischemic attack)と診断しているケースを見受けるが，TIAは両側大脳皮質もしくは脳幹全般に病変が及ばないと意識障害は起きないため，比較的狭い領域が一時的に虚血に陥るTIAでは意識障害はまれとされている．意識消失前後に手足の麻痺や構音障害などの神経巣症状を伴うことが一般的であり，失神前後の詳細な病歴聴取が重要となる．

診療所や救急外来などの場の違いはあるが，有名なFramingham研究では失神の原因として，① 迷走神経性，② 心原性，③ 起立性が挙げられている[1]．

失神の中で見逃してはいけない，危ない疾患を覚えておこう．最も重要なのは心原性失神であり，心原性失神の年間死亡率は約20〜30%といわれている．失神リスクを予測するようなSan Francisco syncope rule(表1)[2]や，失神予後を予測する

表1 San Francisco syncope rule

C	Congestive heart failure	うっ血性心不全の既往
H	Hematocrit＜30%	Ht＜30%
E	ECG abnormal	心電図異常
S	Shortness of breath	息切れ
S	Systolic blood pressure＜90 mmHg	収縮期血圧＜90 mmHg

上記5項目のうち1つでも当てはまれば7日後の重大なイベントの発症に対する感度98%，特異度56%であり，1つもあてはまらなければ重大なイベントは起こりにくい．

OESIL risk score[3]などのスコア方式があり，覚えておいて損はない．

また，本症例のように，消化管出血や脱水，腹腔内出血など急激な循環血液量減少に伴って出現する起立性失神も見逃すと重篤な転帰をたどることがあり，注意が必要である．若い女性の失神をみたときには，妊娠反応も考える必要がある[4]．

貧血を疑ったとき，一般的には眼瞼結膜を確認する．しかし，急性貧血では眼瞼結膜の変化が現れない場合があり，バイタルサインに着目する必要がある．同様に直腸診などもしばしば有用であることがある．

診断

子宮外妊娠

TIPS

★若い女性をみたら妊娠と思え！
★失神をみたら子宮外妊娠も考えよ！

■文献

1) Soteriades ES, et al: Incidence and prognosis of syncope. N Engl J Med **347**(12): 878-885, 2002. ＜有名なFramingham研究での失神の頻度を比較した論文．失神の原因は迷走神経性(21.2%)，心原性(9.5%)，起立性(9.4%)であり，原因不明は36.6%という疫学データが示されている＞
2) Quinn J, et al: Prospective validation of the San Francisco syncope rule to predict patients with serious outcomes. Ann Emerg Med **47**(5): 448-454, 2006. ＜本文中で紹介した失神リスクを予測するスコア．失神を入院させるかどうかの判断に使える．このスコアを使うことで10%程度入院を減らすことができたとの報告も＞
3) Colivicchi F, et al: Development and prospective validation of a risk stratification system for patients with syncope in the emergency department: the OESIL risk score. Eur Heart J **24**(9): 811-819, 2003.

＜失神予後を評価する論文．OESIL risk score といい，①65歳以上，②既往歴で心疾患，③前駆症状なし，④心電図異常，を各1項目として，1年後の死亡率を表している．1項目0.8％，2項目19.6％，3項目34.7％，4項目57.1％となっている．＞

4) 林寛之：ステップビヨンドレジデント2―救急で必ず出会う疾患編．pp 87-88，羊土社，2008．＜言わずと知れた救急の必携本．失神についても実践的にまとまっていて読みやすい．林先生の人柄がよく表れている＞

(矢吹　拓)

column 4

女性をみたら妊娠と思え

絶対大丈夫，と思っていても何度もつまづいてしまうのが女性＝妊娠問題．これまでいかに多くの医療者がこの落とし穴にはまったことか．ご多分にもれず，私も何度もはまっています．外見や雰囲気にとらわれてはいけない，とはわかっていても，ついダマされてしまうものです．食欲不振，微熱，全身倦怠感，頭痛，腰痛，下肢浮腫，しびれ，など…．私も以前，若い女性に眼球運動障害が出現したので頭蓋内疾患を疑い，基幹病院にすぐに紹介したところ，実は妊娠悪阻によるビタミン B_1 欠乏症状だった，という恥ずかしい経験をしたことがありました．否定できるまではどんなときも，女性をみるときには「妊娠」のことを決して忘れてはいけません．

(松村真司)

Case 6 あるものが見えない？

28歳男性，頭痛

症例

28歳男性，頭痛にて来院．2〜3日前からの頭痛．既往に偏頭痛あり．いつもとは何か少し違うような痛みで，市販の鎮痛薬にてやや改善はする．仕事は花屋で，肩こりは感じていない．

研 偏頭痛の既往のある若い男性の突然でない頭痛です．発熱なく，項部硬直，jolt accentuation（→p49）はともに陰性（髄膜炎の感度が高い身体所見であり，可能性を下げられる．神経学的異常もなく，頬部の叩打痛もありませんでした．既往もあるし偏頭痛か何かの機能性頭痛だと思うんです．でも「普段の頭痛と少し違う」っていうし，「今まで頭の検査をしたことない」というので，念のため頭部CTを撮っておきました．CTはやっぱり異常なかったです．CTに異常ないから，たいした頭痛じゃないと思うんですよ．鎮痛薬出して帰していいですか？

指 発熱もないし，身体所見からも髄膜炎や副鼻腔炎の可能性は低そうだね．頭痛持ちの人だし，普段と違う頭痛だから一度頭の検査をしたのはいいんじゃない．頭蓋内疾患としては若くても脳動静脈奇形（cerebral AVM：cerebral arteriovenous malformation）からの出血や腫瘍の可能性はあるよね．単純CTだから出血は否定できるけど，腫瘍は完全には否定できないね．でも神経学的な異常がないし可能性は低そうだね．虫歯や，眼鏡・枕を変えたりはしていないかな．

研 とくに問題ないみたいです．

指 若い人の頭痛だから可能性は低いけど，怖い頭痛としての緑内障発作や側頭動脈炎の可能性はどう？

研 側頭動脈の怒張や眼球充血はなかったです．でも，側頭動脈診察で頭に触れたときに痛むといってました．

指 痛みの性状はどんな感じだったのかな．

研 なんか針で刺されるような感じで，ぴりぴりするらしいです．

> 指 頭皮はどうだった？
> 研 そうか，皮膚はよく見てなかったです．
> 指 ちょっと見てみようか．
>
> ....
>
> 　丁寧に診察すると，かなりはっきりした水疱・発赤が左額部，鼻の先にあった．
> 研 数は少しですが，明らかな水疱・発赤がありました．さっきも見たつもりだったんだけどな…．

解説

　本症例は頭痛を主訴に来院した三叉神経第1枝領域の帯状疱疹の症例である．頭痛の重大疾患として頭蓋内疾患，髄膜炎などはよく周知されており，rule out されることが多い．しかし疼痛全般において皮膚の診察はおろそかにされることがあり，気にして診察しないと見逃してしまう．中でも三叉神経第1枝領域の帯状疱疹を鑑別することは重要である（→p44）．

帯状疱疹

　帯状疱疹とは，水痘罹患後，知覚神経節内に潜伏していた水痘・帯状疱疹ウイルス（VZV：varicella-zoster virus）が再活性化し，その知覚神経分布領域に水疱を生じる疾患である．中でも三叉神経第1枝領域の帯状疱疹では，結膜炎や角膜炎など（角膜ヘルペス）の眼合併症を認め，失明することがある．とくに鼻尖部〜鼻背部に発疹を認めた場合（Hutchinson 徴候）は高率に眼合併症をきたすことがあり，眼科コンサルトが必要になる．また，外耳道や耳介周囲の帯状疱疹で，顔面神経の膝神経節に罹患した場合は閉眼困難などの末梢性顔面神経麻痺（Ramsay Hunt 症候群）や耳鳴，難聴，めまいなどの内耳神経障害を伴うことがあるため耳鼻科コンサルトが必要になる．

　診断は視診や血清学的検査としてウイルス抗体測定，組織学的検査としてTzanck 試験により行われる．

　治療はできるだけ発症初期に抗ヘルペスウイルス薬のアシクロビルもしくはバラシクロビルの投与を行う．早期治療により，急性期の症状ばかりでなく，帯状疱疹後神経痛（PHN：post-herpetic neuralgia）の予防にも役立つとされている．

その後の経過

頭痛の問診として，突発する，人生最悪，いつもと違う，意識障害，発熱を伴うなどの red flag sign が挙げられるが，本症例では「いつもとは何か少し違う」が参考になった．一般診察を行っていても皮膚所見を見逃すことはよくあり，見えていても鑑別の意識がないと認識できない．痛みを伴う場合は，頭皮内も含め皮膚をみることを心がける必要がある．

本症例では眼科診察で角膜ヘルペスの所見はなく，治療としてはバラシクロビルを投与し治癒した．

診断

三叉神経第1枝領域の帯状疱疹

TIPS

★ どこの痛みでも皮膚をみる癖を！
★ 疼痛での帰宅時には一言「帯状疱疹の可能性も」と告げておく！
★ 鼻尖～鼻背の皮疹は要注意！

■ 文献
1) 木村琢磨，他(編)：全ての診療科で役立つ皮膚診療のコツーこれだけは知っておきたい症例60．羊土社，2010．＜臨床での皮膚疾患の疑問，そんなときに助かる1冊＞
2) Scott SDC, et al/竹本毅(訳)：考える技術―臨床的思考を分析する，第2版．日経メディカル，2011．＜臨床での思考過程を学べる名著＞

（齋藤雄之）

Case 7 神経性食欲不振症の既往あり

28 歳女性,嘔吐＋体重減少

症　例

　28歳女性．嘔吐を主訴に外来を受診した．1週間ほど前から嘔吐するようになり，受診したとのことであった．血圧は94/56 mmHg，脈拍92回/分とやや脈が速い程度で，腹部所見も圧痛や腫瘤を認めなかったが，著明なるいそうがあった．

研 どうも神経性食欲不振症(anorexia nervosa，以下アノレキ)で治療歴がある人みたいなんですよー．1週間前にも嘔吐で受診して，点滴受けて帰っていました．嘔吐っていってもおなかも痛くないみたいだし，どうせアノレキが原因だと思うんですよね．ちょっと脱水気味みたいなので1本点滴をしてあげて，精神科に行くように話して帰宅させようと思うんですが….

指 確かに脈が速いのが気になるね．それにずいぶんやせているみたいだけど，体重はいつから減っているの？

研 あぁ，それなんですが，どうも1か月くらい前から減ってきているみたいです．1週間前からの嘔吐だなんていってますけど，本当はもっと前から吐いているんじゃないですかね．アノレキの再発だと精神科に行くようにいわれるから，それが嫌で嘘をついているんじゃないですかぁ？

指 うーん，もし体重減少が本当だとしたら，アノレキだけではなく，他に体重減少の鑑別をしたほうがよさそうだね．神経性食欲不振症がある場合，うつ病を合併する場合もあるけど，それはどうかな？

研 とても落ち込んでいるようにはみえませんでしたけど….

指 …見た目だけでは判断できないでしょ．あと，嘔吐，体重減少で考えるとどうかな？

研 年齢的に胃潰瘍でしょうか．でもタール便や心窩部痛はありませんでしたから，可能性は低いんじゃないですか？

指 タール便の有無をチェックしているのはよいですね．でも体重減少を引き起こす胃潰瘍だと，痛みなどの前駆症状がない場合が約25％もある[1]から

注意が必要だよ．体重減少を訴えて発見された胃潰瘍だと出血や穿孔が初期症状となることもあるから，調べたほうがよさそうだね．精神疾患がある患者さんの場合，それにとらわれすぎると器質的疾患を見逃しやすいから注意が必要だよ．

....

再度問診すると，神経性食欲不振症はここ半年は落ち着いており，催吐もなく，体重も一時は 33 kg まで減少したが半年ほど前から増加に転じ，38 kg あったという．しかし 1 か月ほど前から徐々に体重が減り始め，現在では再び 33 kg となっており，1 週間前から嘔吐するようになったとのことであった．上部消化管内視鏡検査を行ったところ，胃前庭部に伸展不良を伴うびらん状の病変があり，同部からの生検にて印環細胞癌（signet ring cell carcinoma）と診断された．

解説

医学的な体重減少の定義は，「通常の体重から過去 6〜12 か月で 5％以上（もしくは 4.5 kg）の減少」である．診断にあたっては，まず本当に体重が減っているかどうかを確認するところから始める．体重減少を主訴としていても，実際は減っていない場合が半数ほどあるとの報告もあり，体重測定していない場合でも，ベルトの穴がずれたか，ズボンがゆるくなったか，などで確認する．体重減少が有意であり，ダイエットをして意図的にやせたなど，明らかな原因がない場合は，外来でのフォローが必要である．

意図しない体重減少の原因は，大きく表 1 の 3 つのカテゴリーに分けられる．

表 1　意図しない体重減少の原因

エネルギー要求量の増加	栄養喪失	エネルギー摂取減少
●甲状腺機能亢進症 ●慢性閉塞性肺疾患 ●心臓性悪液質 ●発熱 ●悪性腫瘍 ●感情的状態（躁病，統合失調症）	●下痢（炎症性腸疾患，セリアック病，乳糖不耐症など） ●尿路からの喪失（コントロールされていない糖尿病）	●心理社会的 　（貧困，うつ病，アルコール依存症） ●神経学的（認知症，Parkinson 病，脳卒中） ●消化器（嗅覚消失，悪性腫瘍，潰瘍，膵炎，炎症性腸疾患） ●全身性疾患（薬剤性，膠原病，感染症，高カルシウム血症，尿毒症など）

意図しない体重減少患者において，報告により割合に差はあるものの，癌（消化管，肺，リンパ腫）(27〜38％)，非悪性消化器疾患(10〜17％)，うつ病・アルコール依存(14〜23％)が3大原因で，精査しても2割が原因不明であったと報告されている[2-4]．体重減少に対する系統だったアプローチ方法は，いまだに確立されていない．問診・身体所見を詳細にとり，鑑別を進めることで，7〜9割が原因を特定できるとの報告もある[5]．癌やその他の器質的原因がある場合には5割以上で身体所見で疑うことができ，一方で精神疾患による体重減少の場合には3％にしか身体所見での異常がなかった．外来で体重減少患者を診察する場合，つい検査に頼りがちであるが，問診・診察という基本がやはり重要ということである．

問診・身体所見で異常があれば，そちらへ検査を進めていくが，ない場合には**表2の初期検査が勧められている**[2]．

328人の体重減少患者を対象とした報告（うち115人が悪性腫瘍）では，**表3の異常値が悪性腫瘍の予測に有用である**と報告している[3]．

また，身体疾患以外で，緊急性が高い体重減少としては，希死念慮を伴ううつ病がある．「抑うつ気分」「興味・喜びの喪失」の2つの質問でのスクリーニングが有用である（感度96％，→p8）．また，本症例も含めて，精神疾患をすでに持っている場合（もしくは精神疾患による体重減少と診断された場合）に，その精神疾患による体重減少のみで説明可能か，または精神疾患の改善に伴い体重も変化するか，の確認が必要であり，矛盾する場合には他の原因検索が必要である．

表2 体重減少患者にすべき初期検査

- 血液検査：血算（分画），MCV，電解質，Ca，血糖，ALP，BUN，Cr，AST，ALT，T-Bil，ESR/CRP，UA
- 胸部単純X線写真
- 便潜血検査

（文献2より）

表3 体重減少のある悪性腫瘍患者で有意にみられる異常値

予測因子	オッズ比（95％信頼区間）
年齢＞80歳	3.4(1.1-9.7)
WBC＞12,000/μL	3.6(1.3-10.1)
Alb＞3.5 g/dL	0.15(0.07-0.3)
ALP＞300 IU/L	11.9(3.9-36.2)
LDH＞500 IU/L	12.5(3.9-39.8)

（文献3より）

診断

胃癌（印環細胞癌）＋神経性食欲不振症

TIPS

★精神疾患があっても，器質的疾患の除外とはならない！

■文献
1) Stern SDC, et al / 竹本毅（訳）：考える技術―臨床的思考を分析する．第2版．pp 584-587, 日経BP社, 2011.
2) Bouras EP, et al: Rational approach to patients with unintentional weight loss. Mayo Clin Proc **76**(9): 923-929, 2001.
3) Hernandez JL, et al: Involuntary weight loss without specific symptoms: a clinical prediction score for malignant neoplasm. QJM **96**(9): 649-655, 2003.
4) Hernandez JL: Clinical evaluation for cancer in patients with involuntary weight loss without specific symptoms. Am J Med **114**(8): 631-637, 2003.
5) Evans AT, et al: Approach to the patient with weight loss. Up To Date 19. 3

（廣瀬由美）

---

column 5

毎回聴診すべき？

外来で患者さんの話を聞くことは重要ですが，聴診はどうでしょう？ 呼吸器疾患や循環器疾患を持つ患者さんでは，毎回聴診を行う必要があると思いますが，それ以外の患者さんでは時間の無駄のような気もしてしまいます．しかも最近では「女性の聴診をしようとしたらセクハラ呼ばわりされた」なんて話を聞くこともあり，忙しいのに意味もないことに時間を使いたくない！ なんて思うかもしれません．

聴診は主に心音・呼吸音を聴くための診察方法です．確かに，毎回聴診することが必要でない患者さんもいるかもしれません．でも聴診には「音を聴く」ということ以外にも役割があるのではないかなと思うのです．聴診という行為が「あなたの身体を診ていますよ」というメッセージを伝えることになったり，医師-患者関係を築いていくために一役買ったり．そして毎回続けることで，ときにはわずかな変化に気づけたりするのかもしれません．私は毎回聴診派です．あなたはどちらでしょう？

（矢吹 拓）

Case 8 多忙な女性の腹痛は？

29歳女性，腹痛＋嘔吐

症 例

　生来健康な29歳女性．職業はメディア関係で忙しい．慢性的な睡眠不足．外来受診2日前に前胸部中央に圧迫感が出現．翌朝，重い荷物を持って歩こうとしたところ腹痛と倦怠感を感じて歩けなくなり，3回嘔吐した．近医受診で胃薬，制吐薬の内服を処方されるも同日夜から症状増悪し外来受診に至った．初診時のバイタルサインは体温37.3℃以外は正常で，上腹部圧痛はあるが反跳痛は認めなかった．直腸診で血便は認めず，リンゲル液点滴で落ち着いたとのことで翌日に上部消化管内視鏡検査の予約を取り帰宅となった．
　しかし同日腹痛がさらに増悪し，再受診．血圧79/58 mmHg，脈拍126回/分（整），呼吸数24回/分，体温37.1℃，SpO_2 99％（room air）で顔色不良であった．心窩部を最強点とする圧痛を右下腹部や右側腹部にも認め，腹痛は前回よりも増強していた．

研 仕事がハードそうだし，急性胃炎，胃腸炎として外来でフォローとしたんですよね．そしたら腹痛が増悪してきたので，上部消化管内視鏡検査を緊急で行ってみたんですけど，とくに症状を説明する所見はなかったんです．何ですかねえ？

指 鑑別よりも何よりもバイタルサインに異常があります．普段の血圧はわかりませんが，脈拍も鑑みるとショックバイタルと考えるべきですよ．

研 えっ？ あっ…，よくバイタル確認していなかった…．
（処置室で点滴ライン確保，モニター装着，酸素投与開始）

研 腹部エコーでは胆嚢腫大と少量の腹水を認めましたが，胆嚢壁肥厚や胆石は認めず，虫垂も正常所見で，急性虫垂炎，急性胆嚢炎，急性膵炎などを疑う所見は認めません．内視鏡検査をしてしまっていますが消化管穿孔は除外する必要がありそうです．

指 腹痛＝腹部臓器疾患という考え方だけでは危険ですよ．

研 婦人科疾患，深部膿瘍，敗血症の検索のために採血，尿検査，胸部単純X

線写真，腹部造影 CT，経腟エコー，DNA プローブ法によるクラミジア検査などの追加も必要でしょうか？

指 若い女性なので，CMT（cervical motion tenderness，子宮頸部可動痛）と妊娠反応はチェックしておきましょう．

....

研 最終月経は2週間前で月経周期の乱れや不正出血はなく，1週間前に性交渉歴がありますが，不特定多数との接触はありません．CMT は軽度陽性，HCG 定性，HIV 検査ともに陰性でした．採血では WBC 21,300/μL，CRP 1.58 mg/dL でその他には異常はなく，尿検査，尿沈渣，胸部単純 X 線でもとくに異常は認めませんでした．腹部造影 CT でも少量の腹水貯留を認めるものの，その他 free air，胆石，胆囊壁肥厚，肝被膜濃染像や肝周囲脂肪織の毛羽立ち，腫大した膵臓などは認めず，虫垂や婦人科付属器にも異常は認めません．

指 情報はだいぶそろってきていますよ．

研 すでに挙げた鑑別疾患はどれも検査上，当てはまらないようです．困りました．採血の炎症反応が高いですし，どこかに敗血症の原因が隠れているのでしょうか．悪性腫瘍の所見もありません．膠原病関係はどうでしょうか．抗核抗体でも測りましょうか？

指 腹痛＋ショックでも基本に則ってショックの鑑別をしていくべきです．あまり検査に走らなくとも病歴や腹部単純 X 線写真，腹部 CT にも大きなヒントが隠されています．身体診察でもそれを確認することができたはずです．もう一度丁寧に振り返ってみましょう．それにショックの鑑別は何も敗血症だけではなかったはずでしたよね．病態，ショックの評価により治療方針は大きく異なってきますよ．

その後の経過

低血圧と頻脈は持続．丁寧に診察をしなおしてみると，頸静脈が怒張しているのを発見，心音では奔馬調律も聴取された．心電図をよくみてみると，低電位かつわずかながら広範に ST 上昇を認めていた．採血の追加検査にて CK 120 IU/L，CK-MB 23 IU/L，トロポニン T 定性（＋），BNP 2701.7 pg/mL であった．甲状腺機能は正常．心臓超音波では全体的に壁運動低下あり，左室駆

出率(LVEF)31％，心室中隔厚14 mm，左室後壁厚16 mmと壁肥厚あり，壁輝度の上昇も認めた．心嚢液貯留(約12 mm)，右房にcollapse signを認めたが右室には認めておらず心タンポナーデには至っていなかった．下大静脈径は18 mmで呼吸性変動はほとんど認めなかった．

解説

本症例は，① 腹痛，嘔吐，倦怠感，発熱，② ショックバイタル，頻脈，③ 頸静脈怒張，④ 心電図変化，⑤ トロポニンT陽性，BNP高値，⑥ 心臓超音波で著明な左室収縮能の低下，びまん性壁運動低下と壁肥厚，心嚢液貯留，⑦ 腹水，そして何より，⑧ 急激なバイタルや全身状態の変化から，心筋炎の診断にてCCU入室し，モニター管理と連日頻回の心電図，心臓超音波のフォローを続けた．第3病日にはようやく血圧が改善の兆しをみせ，第7病日には心臓超音波上LVEF 74％にまで回復し，壁肥厚(12〜13 mm)あるも壁運動は異常なく，第12病日に独歩退院となった．

　心筋炎の症例であったが，原因検索にても原因不明で，今回は心筋生検を行ってはいないものの，経過からはうっ血性心不全を伴う劇症型心筋炎と考えられる症例で，人工心肺補助循環も念頭に置いた集中治療を要した．

　急性心筋炎や心膜炎では一過性のST-T変化のみで無症状なものから不整脈，急性心不全を伴って急速に死に至る重症型まであり，また炎症病変の局在により症状や徴候も異なりきわめて多彩な臨床像を呈する．中でも急激に発症し，重篤なポンプ失調や致死的不整脈を併発して心肺危機に陥る一連の心筋炎が劇症型で，18.2％の患者は初診時NYHA I度相当と軽症で，たとえ受診時にバイタルや血行動態が安定していても急速に悪化し，心原性ショックや低心拍出状態に陥る[1]．強い腹痛が初発症状でかつ有意な症状であるということはよく言われることであり[2]，症例のように主症状が嘔気・嘔吐であるのは21.6％，全身倦怠感は11.8％，腹痛は5.9％でみられる[1]．過去を遡るとすでに1963年には小児ではあるが報告がみられており，そこでは41例中10例は腹痛が主症状で，一部は緊急手術の適応と当初判断されたものもあった．また腹痛は腹部のどの部位でも起こっている[3]．

　本症例でも当初腹痛の訴えがあったが，これはどう解釈すべきであろうか．身体所見でも肝腫大は明らかであったはずであるが，腹部単純X線写真をその眼でみると肝臓が著明に腫大し，腸管ガスが左下方へ圧排されているのがみてとれる(図

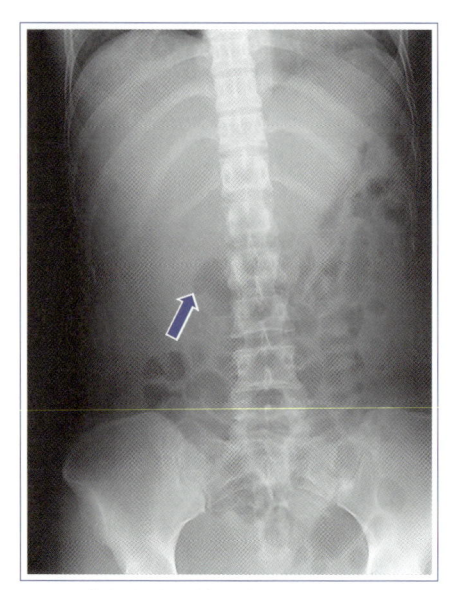

図1 腹部単純X線写真

1).CTでも著明に腫大した肝臓があるのを確認できた.この症例の場合,腹部症状と前胸部中央の圧迫感があり,重い荷物を持つと,きつくて歩けなかったという病歴が鍵である.嘔気・嘔吐,上腹部痛は,心筋炎の先行感染症状というよりはうっ血性心不全または,うっ血肝により肝臓が急激に腫脹し肝被膜が伸展されたことによるものの可能性がある.

　心筋炎は受診時に発熱を伴う感冒様症状や消化器症状などの前駆症状と,奔馬調律,心拍リズムの乱れ,心電図異常,トロポニンTの上昇などから疑う.心電図(QRS幅増加,Q波出現,進行性ST-T変化,心ブロックや致死的不整脈の出現),心エコー所見(壁運動低下の進行,求心性肥厚の高度化の出現)が悪化徴候を呈し,血行動態が不安定になるようであれば心肺補助が使用可能な心臓救急施設への緊急搬送が必要とされる.確定診断には冠動脈造影検査と心内膜心筋生検が必須である.うっ血性心不全,頻脈性不整脈,房室ブロックが主な死因となるので注意が必要である.

診断

劇症型心筋炎＋うっ血性心不全

T|I|P|S

★ 腹痛の初診時に単なる急性胃腸炎と考える前に，common disease には common disease なりのプレゼンテーションがあり，経過が合わない場合は他の原因も考える癖をつけよう！

★ うっ血性心不全または，うっ血肝による肝被膜の急激な伸展で嘔気・嘔吐，上腹部痛は起こり得る！

★ 心筋炎は時間単位で悪化する患者も存在することを念頭に，注意深い入院加療，経過観察が原則である！

■文献
1) Izumi T, et al: Clinical presentation of fulminant myocarditis. Nippon Naika Gakkai Zasshi **92**(3): 463-470, 2003.
2) Chang YJ, et al: Myocarditis presenting as gastritis in children. Pediatr Emerg Care **22**(6): 439-440, 2006.
3) Boles ET Jr, et al: Abdominal pain in acute myocarditis and pericarditis. Am J Dis Child **105**: 70-76, 1963.

(松田洋祐)

column 6　診察中に PHS が鳴ったら…

　院内 PHS はコミュニケーションツールとして有用で，今やなくてはならないものでしょう．しかし，その便利さゆえの弊害もあるように思います．たとえば処置中や外来中に PHS が鳴ったら…診察中に電話がかかってくることは，医師にとっても患者さんにとっても気分の良いものではないですよね．

　診察中に医師の PHS が鳴ったときに患者さんがどう感じるかを調査したアンケートがあり，「その場で対応してよい」と答えた患者が 54％，「電源を切ってほしい」と答えた患者が 10％ とのことでした．対応してよいとした患者さんは半分しかいないというのは厳しい現実かもしれません．でも，逆に診察中に患者さんが携帯電話で話し始めたら，と思うと納得でしょうか．

　対策として，マナーモードにする，診察中は外来看護師に PHS を預けておく，電源を切っておくなどがあるかもしれません．皆さんの外来ではどんな工夫をされていますか？

(矢吹　拓)

Case 9 月経中の発熱をみたら…

30歳女性,発熱+意識障害

症例

とくに既往のない30歳女性.インフルエンザが大流行中の2月上旬に40℃の発熱を主訴に内科外来を初診し,迅速キットにてインフルエンザA型陽性と判明したため,オセルタミビル(タミフル®)とアセトアミノフェンを処方され帰宅した.2日後の日中に35℃台まで解熱するも,夜間に悪寒,発熱が再び出現したため初診から3日後に再診した.

研 インフルエンザって診断されてから,まだ3日目ですよ.薬を飲んだからってすぐに治るわけじゃないのになー.検査も処方も済んでるし,今日はどうしましょうね….

指 薬を飲めばすぐに治ると思う患者さんもいるから,外来でインフルエンザと診断してタミフル®を処方するときに,「5日間の有熱期間が数日短くなる程度ですよ」ってお話ししておくといいかもね.でも,高熱はつらいし,食べられないから点滴してほしいとか入院させてほしいとか,何か希望があって来たんじゃないかな.まずは,患者さんの話をちゃんと聞いてから対応を考えよう.

――診察終了後――

研 バイタルサインは体温40℃,血圧104/68 mmHg,脈拍132回/分,SpO$_2$ 98%(room air)で,頭がぼんやりするそうですが会話はしっかりしていました.呼吸器症状や消化器症状などの訴えはなく,診察上は眼が充血しているぐらいで他にはとくに異常ありませんでした.

指 いったん解熱してからの二峰性の発熱か….インフルエンザとしてもまだ3日目で矛盾はないかもしれないけど,インフルエンザ以外に例えば女性の熱源として多い尿路感染症や,インフルエンザに随伴する肺炎を合併したとは考えにくいかな?

研 うーん.そう言われると自信ないので,採血,検尿,胸部X線を見てみたい気もしますね.あと,経口摂取が不足しているようなので,点滴しなが

[指] 了解. X線前に, 月経歴と妊娠の可能性の有無は確認しておいてね.
[研] ちゃんと聞いてますよ！ 今, 生理中だそうです.

....

[研] 検査結果が出ました. WBC 1,100/μL, CRP 4.4 mg/dL で炎症反応はあまりたいしたことないですね. あとは肝機能異常（AST 158 IU/L, ALT 67 IU/L）がありますが, これは何ですかね. 検尿は生理中なので潜血（3+）蛋白（3+）でしたが白血球陰性で, 胸部X線はとくに問題ありませんでした.

その時, 奥のほうで突然バタンと大きな音がしたため駆けつけたところ, 患者がベッド脇の床に四つんばいになり「何がなんだかわからない…. あれ？ 寒い！ 暑い！」と独り言を話し, 目が虚ろであった. 発熱を伴う意識障害として脳炎・髄膜炎の鑑別が必要と判断し, 緊急頭部CT撮影, 抗菌薬投与を開始し髄液穿刺を行ったが髄液中の細胞増多は認めず. 精査目的に緊急入院とし, 状態急変のため膀胱留置カテーテルを挿入しようとしたところ, 患者が生理中のためタンポンを使用していたことに気がついた.

解説

熱源はインフルエンザと容易に考えがちな経過を認めていたが, 突然の意識障害の出現からその他の疾患の合併を早急に疑わなければならない状況となり, 偶然発見したタンポンの存在が診断の糸口となった.

毒素性ショック症候群（TSS：toxic shock syndrome）は黄色ブドウ球菌により大量に産生される toxic shock syndrome toxin-1（TSS-1）と呼ばれる外毒素が原因となり, 健康な成人が1〜2日の早い経過で皮疹を伴う敗血症様症状を呈することがある[1]. 報告された当初はタンポンを使用していた月経中の女性に多かったことで知られているが, 創傷や腟炎など, その他の部位の感染でも起こすこともあり, 以下の2つの診断基準が作成されている（**表1, 2**）. 本症例で認められた結膜充血, 原因不明の肝機能障害, 突然の意識障害もその診断基準に当てはまっており, 高熱, タンポンの使用からTSSが最も疑われた.

その後の経過であるが, 入院数時間後にショックバイタルとなり救命センターでの全身管理を要したが, 抗菌薬治療に速やかに反応し, 第8病日に軽快退院するこ

表1 TSSの診断基準(CDC)

① 38.9℃以上の発熱
② びまん性の紅斑性発疹
③ 発症1～2週間後の落屑(とくに手掌や足の裏)
④ 血圧低下
  - 収縮期血圧:成人では90 mmHg以下,16歳未満では年齢別血圧値の20%以下
  - 起立性失神,起立性めまい
⑤ 陰性結果
  a) 血液,咽喉,髄液培養(血液で黄色ブドウ球菌は可)
  b) ロッキー山脈紅斑熱,レプトスピラ症,麻疹血清反応
⑥ 多臓器障害(3臓器以上)
  - 消化器:嘔吐,下痢
  - 筋・骨格:激しい筋肉痛,CKが正常値上限の2倍以上
  - 粘膜:腟,口腔,咽頭または結膜充血
  - 腎臓:BUNまたはCrが正常値上限の2倍以上または尿路感染症を伴わない膿尿
  - 肝臓:T-Bil,AST,ALTが正常値上限の2倍以上
  - 血液:血小板数10万/μL以下
  - 中枢神経系:発熱や低血圧のないときに神経学的な巣症状を伴わない失見当識,意識障害

6項目すべてを満たす症例のみTSSと確診.
(文献2より)

表2 probable TSSの診断基準

① 38.9℃以上の発熱
② びまん性の紅斑性発疹
③ 発症1～2週間後の落屑(とくに手掌や足の裏)
④ 血圧低下
⑤ 筋:激しい筋肉痛あるいはCKの上昇
⑥ 消化器:嘔吐,下痢
⑦ 粘膜:腟,口腔,咽頭または結膜充血
⑧ 2臓器以上の障害
  - 腎臓:BUNまたはCrの上昇あるいは尿路感染症を伴わない膿尿
  - 肝臓:T-Bil,AST,ALTの上昇
  - 血液:血小板数10万/μL以下
  - 中枢神経系:発熱や低血圧のないときに神経学的な巣症状を伴わない失見当識,意識障害
  - 陰性結果
    a) 血液,咽喉,髄液培養(血液で黄色ブドウ球菌は可)
    b) ロッキー山脈紅斑熱,レプトスピラ症,麻疹血清反応

3項目と落屑がある場合,または5項目と落屑のない場合をprobable TSSと確診.
(文献3より)

とができた.

　TSS は死亡率 3〜5% 程度といわれているが,早い段階で TSS を疑うことができ,かつ治療を開始することができれば,救命可能な疾患である.

診断

毒素性ショック症候群(TSS)

TIPS

★TSS を思いつくかどうかが分かれ道!
★月経中に原因不明の発熱をみたら,念のためタンポン使用の有無を確認しよう!

■文献
1) 青木眞:レジデントのための感染症診療マニュアル,第 2 版.pp 981-984,医学書院,2008.<ほとんどの研修医が持っていると思われる感染症のマニュアル本です.記載されている毒素性ショックにみられる症状・所見も参考になるので確認してみてください>
2) CDC: Toxic-shock syndrome--United States. 1980. MMWR **46**(22) 492-493, 1997.
3) Tofte RW, et al: Toxic shock syndrome: evidence of a broad clinical spectrum. JAMA **246**: 2163-2167, 1981.

（水品百恵）

column 7　親同伴の女子高生に妊娠歴を聞くには

　患者が高校生であろうと,妊娠可能性のある年齢の女性には妊娠歴の聴取は必須であることはいうまでもない.ただ,高校生は親と一緒に受診することが多く,さすがに親の前では妊娠歴は質問しにくいし,また本当のことを答えてくれるかどうかわからない.だからといって,親に向かって「これから娘さんにちょっと聞きたいことがあるので外に出てください」ともいえない….

　そんなとき,筆者がよく使う方法は「では,これから診察しますのでお母さんは外で待っていてください」と,身体診察を理由に席を外してもらうことである.筆者の経験ではほぼ 100%,この作戦で親は自然な形で部屋を出ていく.あとは,必要な身体診察をひととおり終わらせた後に,本人に妊娠歴を確認して,それから再び親を呼び入れればよい.

（前野哲博）

Case 10 バングラデシュ人は眼が赤い？

36歳男性，嘔気＋眼の充血

症　例

　忙しい夏の夜の救急外来．1人で当直していた1年目研修医の私．指導医はオンコール体制で寝ている．喘息重積発作で点滴している患者さんの隣に，嘔気で来院した36歳男性が寝かせられていた．見たところ外国の方のようである．

「こんにちは．どうされましたか？」
「吐き気がひどくて，ちょっと頭も痛いです」

　話によれば，バングラデシュからの留学生で大学院で研究しているらしい．ぐったりしている様子で，友人が心配そうにのぞき込んでいる．

「朝から何も食べていない．お腹もちょっとゆるい」

　今日もかなり暑いからなあ．研究ばっかりしていて忙しく，食べる時間がないのかもしれない．

「風邪ひいちゃったみたいです．ごはんもあまり食べられない」

　そうか，そういうなら風邪かもなあ，夏風邪．研究室でエアコン冷やしすぎたか．次の患者さんも待っているし，とりあえずメトクロプラミド（プリンペラン®）点滴して様子みよう．頭痛も吐き気もたいしたことないけど，採血は念のためしておこう．

（点滴2時間のうち1時間経過）

　気になって見にいくが，吐き気は全然治まらない．改めて全身を診察しなおすと，やたら眼が充血している．なんだろう，一応カルテに書いておこう．「右眼球結膜充血あり」と．やはり日本人とは違って，いつも眼が血走っているのかな．よくわからない．お腹の所見は普通．軽い腸炎なのかもしれないから，もう少し様子をみよう．

（点滴終了）

　「まだ少し気持ち悪いですけど，少し良くなりました」と患者が話していると，看護師から報告．とりあえずよかった．病気があまりはっきりしないけど，軽症だし，またひどくなったら来るように伝えておこう．一応，制吐薬を

持たせて帰宅，と．

——翌日の振り返り——

指 ふーん，嘔気だけで吐いてはいないんだね．

研 はい，吐き気もたいしたことがなかったんで，点滴すればよくなるかと．

指 鑑別診断は挙げられたかな．

研 腸炎，胃炎，夏風邪，外国の方なんで肝炎とか考えましたけど，一応，採血では異常なく CRP も陰性でした．若いし，重篤な病気はないかなと．

指 鑑別は感染症が多いね．えーと，嘔気を起こして，重症化する疾患は何があるかな．

研 心筋梗塞とかですか？ でも胸痛もなくて年齢からは考えにくいと思いました．くも膜下出血とか脳出血も今考えるとありそうですが，これも症状が軽いので．ほんとに腸炎ぐらいにしか考えませんでした．

指 嘔気が良くなっていないのに帰宅できたのは，どうしてだろうね．

研 本人が「少し良くなった」といったことと，まあ腸炎ならそういうこともあってもいいかと思ってしまいました．

指 眼の充血はなんだったのかな．

研 正直，一瞬気になった程度で，そのあとは忘れていました．外国の方なんで，そういうものかと．結膜炎とかかと思ってスルーしちゃいました．

指 ふーん．

....

1週間後，医局の一番偉い女医先生に呼び止められる．

「先生がみた吐き気の方，私の外来に来たわよ．次の日またまかかりつけの眼科に行って急性の緑内障発作の診断で手術したみたいよ．びっくりしたわね～．この病院にも緑内障，来るのね．でもよかったわ」．

軽く話しかけられたのだが，私は背筋が凍る思いだった．よかった，本人が眼科に行ってくれて．今度は眼もしっかりみよう．

解説

嘔気を含む体調不良で来院した患者．忙しい救急外来では軽微な症状で来院した患者を後回しにする場合もある．看護師のトリアージにより，例えば明らかな胸痛や高熱の患者をまずみるように指示されるだろう．このときの主訴は嘔気が主体で

表1　眼の充血の鑑別診断

	結膜炎	虹彩炎	緑内障発作	角膜感染
頻度	非常に多い	よくある	まれ	よくある
滲出	中等度	なし	なし	水様または膿性
視野	変化なし	時々曇る	かなり曇る	曇る
痛み	軽度	中等度	強い	中等度以上
結膜充血	びまん性	角膜周囲	角膜周囲	角膜周囲
瞳孔反射	あり	弱い	なし	あり

あった．研修医（私）は嘔気が引き起こされる疾患を軸に鑑別を進めたと思われる．嘔気だけでは数多くの鑑別が考えられ，とうてい1つだけで鑑別を絞るのは難しいため，他の症状と合わせて考えることになる．この患者の場合，嘔気に加え，食欲不振，下痢などを訴えていたことから，ウイルス性腸炎を考え，対症療法を行った．改善が乏しかったことから何かおかしいと思ったところで，眼の充血が気にとまった．眼の充血は，初期研修の必修項目にも挙げられるメジャーな症候であるが，研修医が意識的にみることは少ないと思われる．

　眼の充血で最も多いのは急性の結膜炎である（**表1**）．痛みや視野異常を認めず，軽度の滲出液を伴う．その他の鑑別として，虹彩炎，角膜損傷などがみられるが，最も見逃したくないのは急性閉塞隅角緑内障発作である．通常，突然起こる視野欠損と強い痛み，嘔気・嘔吐などで発症し，瞳孔反射は消失し，角膜周囲の結膜充血を伴うが，急性の消化器疾患と間違われやすい．眼科の緊急疾患であり，最初に眼内圧を下げる治療（アセタゾラミドの静注，または内服や眼圧を下げるためのピロカルピンの点眼などを用いる）を行った後，レーザーでの虹彩切除を行う必要があるため早期の眼科紹介が必要である．

　この患者の場合，嘔気と下痢，食欲不振などを訴えていたことから，眼の充血に気づいていながら，鑑別に加えることができず，緑内障を想起できなかった．外国人ということとその症状から，消化器疾患の鑑別にどうしても引っぱられてしまい，見落としてはいけないはずの緊急疾患である緑内障が想起できなかった．比較的出会うことの少ない疾患であるが，必ず鑑別に入れておくべきものである．必修化により習得すべき必須症候に挙げられていることから，ぜひともあなたの鑑別リストに加えておいてほしい．

診断

閉塞隅角緑内障発作

TIPS

★嘔気の鑑別診断には緑内障発作も入れよう！

■文献
1) Cronau H, et al: Diagnosis and management of red eye in primary care. Am Fam Physician **81**(2): 137-144, 2010. ＜家庭医療系の雑誌にコンパクトにまとめられた総説．一読したい＞
2) Horton JC: Red or painful eye. Chapter 29. Disorders of the eye. Fauci AS, et al: Harrison's principles of internal medicine, 17ed. McGraw-Hill Professional, 2008. ＜困ったときにはハリソン＞

(菅野哲也)

column 8

タメ口？ 敬語？

　さて，初対面の患者さんと話すときに敬語で話すのは常識的に議論する必要はないでしょう．今回取り上げたいのは，慣れてきた患者さんとのコミュニケーション．

　外来での付き合いが徐々に長くなってくると，相手がどのような方か理解が進んできます．患者さんも心を許し，さまざまな話が出てくる．とてもよいことですね．そんな中，タメ口で話してくる患者さんが出るとします．さてさて，これはだいぶ信頼された証拠．ついついこちらもタメ口に…．

　私は医師-患者関係が馴れ合いにならないための一線として，言葉遣いは敬語がよいのではと考えています．医師と患者は完全な友達になってはいけないと思う，というのが理由です．でも，一方でより地域に根ざした僻地医療や地域医療の現場では，地域の方々とより親しい関係になるため，問題は単純ではないのかもしれません．大事なのは言葉遣いそのものではなく距離の取り方なのかなと思います．皆さんはどうお考えですか？

(矢吹　拓)

Case 11　追っ払いたい酔っ払い

47歳男性，腹痛＋血尿

症　例

　47歳の男性，酒を飲んで行きつけの居酒屋で動けなくなったため，救急車で搬送された．看護師いわく，月に3回は酔っ払って受診するいつもの患者．かなりの酩酊状態だが，バイタルサインは正常，見たところ具合は悪そうではない．カルテをみると，いつも酔って来院している．そのわりに高血圧の内服をしているぐらいで，大きな病気もないようだ．1年目研修医が当直している夜で，せっかく救急車で来たのだからしかたないねとOKしたのだった．
　患者は「おい！　先生，点滴してくれよ！　酔っ払って気持ち悪いんだよー」と叫んでいる．
　えー，なんでこんな患者につかまらなきゃいけないんだ．あー，ついていない．点滴して満足すれば帰ってくれるかな．まあ点滴を刺すのも練習と思って，自分で刺してみたらうまく刺せたので，「とりあえず，酔いが覚めるまで様子みましょうね」と声をかけた．
　1時間後，一応とっておいた採血は異常なし．酔いも少し覚めたようで，ふらふらトイレに歩き出している．なんだ，ただ酔いつぶれただけか．今度，酒飲んできたらみないぞ．だいたい「酒飲んでいる患者はみる必要がない」って指導医の先生も言ってたし．さて，医局に戻ろうかと患者を病院の玄関まで送った瞬間，呼び止められた．
　「先生！　あのさー，尿に血が混ざっているみたいなんだけど．そういやさ，隣りの客と喧嘩しちゃってさ，ちょっと蹴られたんだよ」
　「えー，うそでしょ，早く言ってよ．もう3時だよ．明日も外来だし，しんどいなー」と，言いたかったが，「お腹怪我してるんですか？　大丈夫でしょう．痛みはたいしたことないでしょう？」と答えた．
　今さら処置室に戻ったら，この人は朝まで帰らない．どうしよう，アルコール患者に負けちゃいけないと思った私，誰もいない外来の長椅子に座らせてお腹を一応診察，ぱっと見，外傷もなさそうと判断．酔っ払っているからいろいろ難癖つけてくるのかな．本気で早く帰ってほしいと思い，なんとか玄関から

追い返すように帰してしまった．

――当直明けの振り返り――

研 昨日，アルコール絡みの患者さんが来て大変だったんですよ．たいしたことなさそうなので帰しました．

指 そうか，ああ，あの人ね，僕もみたことあるよ．

研 アルコールの方って断ることができると聞いたんですけど．酔っていたらみないほうがいいと思うんですよね，だって自業自得じゃないですか．

指 うーん，そうともいえるけど，アルコールで泥酔していても患者さんは患者さんだからね．よほどの問題行動がない限り，診察はすべきだと思うよ．

研 昨日も点滴したら少し酔いが覚めたみたいで，すたすた歩いて帰りましたよ．帰りにいろいろごちゃごちゃ言ってたけど．

指 あれ，脇腹が痛かったんだ．そうか，外傷はなかった？ 結構，軽症にみえても何かあるからね，慎重にしておいたほうがいいよ．

研 あ，でも，ほんとたいしたことなさそうで，お腹の診察したんですけど，なんでもありませんでした．お腹は大丈夫と思いますけど．

指 そうだね，きちんと診察することが大事だよ．

・・・・・・・・・・・・・・・・・・・・・・・・

その日の昼頃，院長から呼び出しを受けた．

その患者が午前中の内科外来を受診したようだ．本人が朝起きたら血尿を自覚し来院．尿所見は肉眼的血尿，CTでは軽度の腎損傷を認め，少量の血腫貯留．本当に腹部外傷だった．飲み屋で口論になり，腹部を蹴られていたらしい．本人は意識清明で症状なく，バイタルサインも正常．結局，経過観察となった．しかし，大事には至らなかったが，ひやっとしたな～もう!! 本当にお酒には気をつけて!!

解説

これは単なる凡ミスかもしれません．もっと真剣に診療していれば見逃すはずがないと思ったあなた，そうです，それが正しい医師の診療です．しかしこのようなことが実際にはあるのです．日中からずっと仕事しっぱなしで，夕食をとる暇もないまま当直に突入，仮眠に入ったとたんにアルコール絡みの救急車に起こされるわけです．あなたは嫌な顔をしないでニコニコと救急室に登場できるでしょうか．

表1　アルコール乱用とアルコール依存

アルコール乱用（alcohol abuse）
□飲酒のせいで，仕事や学校，家での責任がうまく果たせていない
□車を運転したり機械を操作したりするような危険な状況でも飲酒する
□飲んで人に危害を加えたり，酔ったまま運転するなど法的な問題を繰り返す
□アルコールにより社会的あるいは人間関係をだめにしたり悪化させている

以上の1つ以上に当てはまる飲酒パターンでは，アルコール乱用が疑われる．

アルコール依存（alcohol dependence）
□非常に重症な状態で，身体的・精神的・社会的な問題があるにもかかわらず飲酒を続けている
□一度飲み始めるとやめられない
□吐き気，発汗，震え，不安などの離脱症状を起こす
□アルコールに対する耐性のため飲酒量が増える

以上の症状が典型的であると，アルコール依存である．

　医師法19条1項「診療に従事する医師は，診察治療の求があった場合には，正当な事由がなければ，これを拒んではならない」と規定されています．しかし飲酒している患者は原則断ってもよいと勝手に理解していた私は，正直アルコール患者を積極的にみようとはしませんでした．どうして勝手に酔いつぶれる大人を面倒みなきゃいけないのか，自業自得だろうと思っていました．

　泥酔の場合などは，本人の意識がはっきりしておらず正確な問診ができないため，飲酒時の外傷があったかどうか不明確なことが多いのです．つまり，重篤な疾患が隠れている可能性が否定できません．

アルコール患者での注意点

　外傷でもアルコールのために疼痛の訴えが少ないため，頭蓋内損傷，脾臓破裂，頸椎損傷などがあとからみつかることがある．昏睡で異常な体位を長時間とることで，横紋筋融解症から腎不全を起こす．

　アルコールを飲んでいるかどうかは診察すればわかりますが，患者さんにとってアルコールがどういう影響を及ぼしているかは，医療者が意識しないとみえてきません（表1）[1]．真摯な態度でアルコール問題と向き合うように努めたいものです．

診断

外傷性腎損傷

TIPS

★ 罪（アルコール）を憎んで，人を憎まず．アルコール乱用（依存）は病気です．
★ アルコール依存だと思っても，きちんと鑑別しないと痛い目に合う！

■文献

1) JAMA Patient Page: Alcohol abuse and alcoholism. JAMA 295(17): 2100, 2006. ＜JAMA の発行するアルコール依存患者向けのパンフレット．非常にわかりやすい＞
2) 寺沢秀一，他：研修医当直御法度－ピットフォールとエッセンシャルズ，第4版．三輪書店，2007．＜言わずと知れた研修医必須の書．アルコール患者への対応もばっちりです＞

（菅野哲也）

---

column 9

普段は2合，ときどき3合

　患者に飲酒量を聞いて，「普段は2合くらいですかねえ．まあ，たまに3合飲むこともありますが…」という答えが返ってきたとき，実際にはどれくらい飲んでいるのだろうか？

　筆者の経験では，たいていの場合「ほとんど毎日3合，たまに2合」である．飲酒量は，医師の前では少しでも少なく申告したいもの．飲酒量にばらつきがある場合には，多いほうが通常の飲酒量である可能性が高い．

　また，ばらつきはなくても過少申告が疑われる場合は，「多いときで1日5合以上飲む日はありませんか」と，あえて大きめの数字をぶつけてみよう．そうすると，患者さんは少しほっとして，「いえ，そんなには飲みませんよ．多くても3合くらいです」と，比較的正直に答えてくれるものである．

（前野哲博）

> 51歳男性，咽頭痛＋発熱

Case 12　咽頭痛でのどに所見がなかったら？

症　例

生来健康な51歳の男性，3日前からの咽頭痛，発熱にて来院．

研 普段元気な51歳のおじさんで，3日前からの38.0℃の発熱と咽頭痛以外は症状ないみたいです．身体所見はとくに何も問題ありません．「少し疲れる」とは言っていますが熱のせいだと思いますし，全身状態も良好です．熱があって，喉が痛いし，風邪だと思います．適当に薬出して，帰しておきます．

指 風邪ね？　風邪って診断するの結構大変なんだよ，何か鑑別した？

研 とくに鑑別なんてないですよ，風邪ですから．

指 救急で大事なのは，診断をすることより危険な疾患を除外することだよ．

研 でも風邪なので除外なんてないですよ．

指 咽頭痛以外に鼻汁や咳嗽はあるの？

研 咽頭痛と発熱以外はとくに何も症状ないんですよ．まあ，だるいぐらいはありますが．

指 風邪というなら鼻汁・咳嗽がないとなあ．身体所見は？

研 何もないです．扁桃もとくに腫れてないですし，白苔もないです．リンパ節も腫れていないし，Centor score（溶連菌の診断に用いられる基準）は発熱あり，咳嗽がなしで2点なので，迅速検査しましたが陰性でした．

指 症状・所見がないのは嫌だね．風邪だと言い切るのは難しそうだね．飲み込みは大丈夫？

研 喉頭蓋炎ですね，大丈夫ですよ．飲み込めますし開口障害もないです．症状がまだ出ていないだけで風邪ですよ．

指 重大な疾患として喉頭蓋炎，頻度の多い疾患として溶連菌感染など，ちゃんと鑑別しているじゃない．ところで甲状腺はどうだった？

研 甲状腺なんかみてないですよ．

....

case 12 咽頭痛でのどに所見がなかったら？ 135

　再度診察すると甲状腺に圧痛のある硬結が触れた．のどの痛みと感じていたのは，実は頸(甲状腺)だったのでした．

解説

　本症例は発熱，咽頭痛にて来院した亜急性甲状腺炎の51歳の男性の症例である．病歴では発熱・咽頭痛以外に明らかな症状は認めなかった．症状がない場合は丁寧な診察が診断への近道である．
　咽頭痛が主訴であるが喉に所見のない重大な疾患としては，喉頭蓋炎，甲状腺疾患，大動脈解離などの大血管疾患，心筋梗塞などの心疾患の可能性もあるため注意が必要である．

亜急性甲状腺炎

　亜急性甲状腺炎はしばしば上気道感染症状などのウイルス感染と思われる症状の後に起こり，発熱を認めることが多く，局所症状として前頸部痛，前頸部腫脹，嚥下痛，甲状腺から下顎部・耳介後部にかけて放散する痛みを認める．痛みは反対側に移動することがある(creep現象)．甲状腺中毒症状としては，動悸，発汗過多，手指振戦，息切れ，全身倦怠感，体重減少などを認める．身体所見で，甲状腺は有痛性で硬く結節状に腫脹し，甲状腺腫は一側性のことも両側性のこともある．検査所見として，血沈(ESR)の100 mm/時以上の亢進，CRP陽性，白血球数増加などの炎症反応上昇を認める．また，TSHレセプター抗体(TRAb)，抗サイログロブリン抗体(TgAb)，抗甲状腺ペルオキシダーゼ抗体(TPOAb)などの一過性の軽度上昇を認めることがある．甲状腺の放射性ヨード摂取率は低下する．甲状腺超音波で有痛部に一致した低エコー域を認める．
　診断は有痛性甲状腺腫，CRPまたは血沈高値，free T_4 高値，TSH低値，甲状腺超音波検査で有痛部に一致した低エコー域を認めることによって行われる(亜急性甲状腺炎の診断ガイドライン)[1]．
　治療としては数か月の経過で自然治癒する予後良好な疾患であるので，症状が自制範囲であれば無治療で経過観察してよい．しかし痛みや発熱で日常生活が障害される場合もあり，炎症所見が強いときは副腎皮質ホルモン・NSAIDsにて治療を行う．副腎皮質ホルモン使用後は著効し疼痛・発熱が速やかに改善する．また，甲状腺中毒症状が強い場合はβ遮断薬投与を行う．

その後の経過

本症例は発熱,甲状腺の有痛性腫脹を認めたため,血液検査を行い(ESR 60 mm/時,TSH 0.01 μIU/mL,free T_4 3.5 ng/dL,free T_3 7.8 pg/mL),甲状腺超音波にて圧痛に一致した低エコー域を認めたことより亜急性甲状腺炎と診断した.

治療としてプレドニゾロン20 mgより開始したところ,速やかに症状は改善した.その後プレドニゾロンを漸減し治癒した.

亜急性甲状腺炎は自然治癒する疾患であるが,発熱や甲状腺中毒症状により日常生活が大きく障害されることがあり,速やかに診断し適切な治療が必要である.決して安易に風邪として対応するべきではない.

診断

亜急性甲状腺炎

TIPS

★咽頭痛の原因が口腔内でないことも!
★咽頭所見のない咽頭痛には注意!(喉頭蓋炎,咽後膿瘍,亜急性甲状腺炎,心筋梗塞,大動脈解離,アナフィラキシーの可能性)
★頸部の診察では甲状腺も忘れずに!

■文献
1) 日本甲状腺学会:亜急性甲状腺炎(急性期)の診断ガイドライン.＜http://www.japanthyroid.jp/doctor/guideline/japanese.html#akyuu＞
2) 成瀬光栄,他(編):内分泌代謝専門医ガイドブック,改訂第2版.診断と治療社,2009.
3) 林寛之:ステップビヨンドレジデント2―救急で必ず出合う疾患編.羊土社,2006.＜良質な情報で読みやすい,研修医・指導医ともに必読の1冊＞

(齋藤雄之)

58歳女性，動悸＋倦怠感

Case 13　バイタルサインの異常は基本に帰ろう！

症　例

　夕方5時過ぎ，当直が始まってすぐに電話が鳴った．近くの開業医からの診察依頼であった．58歳女性，頻脈があり甲状腺機能亢進症疑いとのこと．「明日内科外来を受診させてください」と，のどまで出かかったが，紹介依頼でもあり，一応来てもらうことにした．外来の合間に心電図の本で頻脈の鑑別を勉強しながら待っていたら，患者が到着．

　主訴は倦怠感．2日前に夕食の準備をしていたら動悸がして，くらっとして立っていられなくなったが，休んでいたら数分で改善した．昨日は朝から，歩いて移動するだけでも全身がだるくて動悸がしていたので，1日中家で休んでいた．本日になってもだるさが改善しないため近医を受診し，心電図で頻脈と心室性期外収縮の多発を認め，当院へ紹介された．

　体重減少なし．既往歴はとくになし．健診は受けていない．喫煙は20本/日，アルコールは飲まない．全体的な印象としては，やせ型で，やや顔色が悪い．汗はかいていない．体温36.2℃，血圧80/40 mmHg，脈拍125回/分（整），SpO₂ 99%．

　簡単に病歴を聞いて，まず心電図を取りにいってもらった．看護師によると，「座っているのもだるい」とのことで，検査の後はベッドに休んでもらったとのこと．

　心電図所見は，脈拍137回/分，洞性頻脈で，1ページの記録中に2〜3回の心室性期外収縮がみられた．

研 動悸と倦怠感の他にとくに症状がなく，心電図所見で発作性心房細動や発作性上室性頻拍などの頻脈性不整脈でもないので，血液検査で甲状腺機能を調べたいと思います．今日は甲状腺の結果は出ないので，心不全がないかX線でチェックして，大丈夫なら明日の外来に回そうと思います．

指 まず心電図を取ったのはいいね．まあ検査も同時に進めながら，早く診察しにいこうか．血圧が低めなのが気になるけど，どうだろう？

研 頻脈のせいだと思います．倦怠感も低血圧の症状だと思います．

....

身体所見は，眼瞼結膜やや貧血様，甲状腺圧痛・腫大なし，頸静脈怒張なし，肺音清，心音は収縮期駆出性雑音を聴取，下腿浮腫なし，手指振戦なし．
研 心不全徴候はありません．
指 この時点で鑑別診断は？
研 身体所見上は明らかではありませんが，甲状腺中毒症は外せないと思います．そうでなければ，頻脈は…何かの感染症とか．
指 「何か」って何やねん．この人のプロブレムを挙げてみると？
研 全身倦怠感，洞性頻脈，低血圧，期外収縮の多発，喫煙ぐらいでしょうか．
指 頻脈と血圧低下があることを何という？
研 ショックバイタルです．えーっと，消化管出血のチェックに直腸診と，感染症のワークアップと，血液ガスと….

....

その後，直腸診をしたところタール便を認め，ちょうど検査室から電話がかかってきて，Hb 5.2 g/dL と高度の貧血が判明した．経鼻胃管を挿入すると，赤黒い液体が引けた．上部消化管出血による出血性ショックと診断．消化器内科オンコールに連絡し，緊急で上部消化管内視鏡が施行された．胃角部に露出血管を伴う潰瘍を認め，クリップで止血された．

解説

「動悸，倦怠感」を主訴に来院し，胃潰瘍からの出血でプレショック状態となっていた症例である．病歴を振り返ると，比較的急性に「動悸」「くらっとして立っていられない状態」が出現し，その後は「少し歩いてもだるい，動悸がする」という状態であった．

診断のステップを踏むと，まず「動悸」を医学用語に翻訳する必要がある[1]．患者さんがいう「ドウキ」には，「頻脈」「脈が大きい（大きい脈が持続，あるいは大きい1拍が混ざる）」「脈が飛ぶ（不整，あるいは抜ける）」「胸部不快感」が代表的であるが，そのいずれかが決まれば，そこから鑑別が始まる．救急では逆に，大ざっぱに胸部症状である「ドウキ」の時点で，致死的疾患の鑑別のためただちに心電図の適応である．

表1 ショックの鑑別

S	Septic, Spinal	敗血症性・神経原性ショック
H	Hypovolemic	低容量性ショック
O	Obstructive	閉塞性ショック
C	Cardiogenic	心原性ショック
K	anaphylactic (K)	アナフィラキシーショック

(文献3より)

　本症例では，シナリオの研修医もいうとおり，頻脈性不整脈ではなく洞性頻脈であった．そうすると血圧が低めであることは，「血圧低下＋洞性頻脈≒ショック」をきたす疾患を除外しなければならない．さらにいえば，洞性頻脈というプロブレムがある時点で原因疾患を検索せねばならず，教科書的に低血糖や甲状腺中毒症，薬剤性なども挙げられるが[2]，とくに救急ではプレショックに準じてワークアップを進めることになる（表1）．

　また，「くらっとして立っていられない状態」は，もう少し状況を詰めないといけない．「めまい」「起立性低血圧」「presyncope」「漠然とした倦怠感」のいずれかによって鑑別が異なる（→p50）．よく聞くと「横になって休めばすぐ楽になる」とのことで，「起立性低血圧」であった（来院時にHb 5.2 g/dLと高度の貧血があり，動作時の症状は貧血の症状も加わっていたと思われる）．症例中では詰めていなかったが，「夕食を準備しているとき」に症状が出現しており，発症様式は「acute onset」である．理由もなく急性に起立性低血圧が出現した場合には，評価せずには安全なものと片づけられない．本症例では貧血もあり大量出血の診断に至ったが，来院時に貧血がなくても出血性ショックは否定できず，とくにその場合には，Schellong試験が低容量性ショック（hypovolemic shock）の鑑別に有用である．

診断

出血性胃潰瘍

TIPS

★洞性頻脈は原因を考えよ！
★ショックバイタルをみたら「SHOCK」の鑑別を！

■文献
1) 蓮村靖：診察の仕方と問題解決ハンドブック，第4版．pp 256-260，南江堂，2005．＜症候からの系統的な鑑別，診断につながる問診，身体所見のテキスト．研修医までに通読すべし＞
2) Smith DS．2007 / 生坂政臣(監訳)：早わざ外来診断術．pp 47-49，中山書店，2009．＜主要な症候の鑑別について，網羅的かつ実践的なガイド．抜けのチェックのためいつも傍らに＞
3) 寺沢秀一，他：研修医当直御法度，第4版．pp 64-67，三輪書店，2007．＜救急の場での考え方，具体的な対処方法，ピットフォールについてコンパクトにまとめられた言わずと知れた名著．研修医は全員救急外来で携帯すべし＞

(木下賢輔)

column 10　服の上から血圧測定OK？

　血圧測定は日本全国の外来で毎回行われている診療行為の1つでしょう．夏場はよいのですが，冬場になってくると患者さんたちの衣服が厚手になってきます．皆さんは血圧測定のときに洋服をどうしていますか？ コートやダウンジャケットなら脱いでもらいますよねえ．じゃあセーターは？ スウェットは？ シャツならよい？ 言われてみると困ってしまいます．

　実はそんなことを検証した研究があるんです．興味があったら調べてみてください．結論からいうと，洋服の厚さが4mm以内であれば，服の上から血圧測定をしても服を脱いで直接血圧を測定しても，測定値に差は出なかったようです．これである程度自信を持って服の上から血圧測定できますね！ もちろん，普段と極端に異なる値が出たり，患者さんが希望したりする場合には，衣服を脱いでもらいましょう．

(矢吹　拓)

Case 14 だってみんなと一緒だし

66歳男性，嘔吐

症例

外来が混雑する1月のある夜，6年前に胆嚢炎で胆嚢摘出術の既往のある66歳男性が，嘔吐と下痢を主訴に受診した．

研 今日は感染性胃腸炎の患者さんが多いですね．

指 そうだねぇ，今年の冬もノロウイルスを疑わせる患者さんは多いね．

研 もうみんな，家で水でも飲んで横になっていればいいんですよ！

指 ははは…そうね．でもときどき，怖い疾患も混じっているから気をつけなくてはいけないよ．

研 はい！ あ，この患者さんも胃腸炎みたいです．昨夜からの嘔吐と下痢，原因になりそうな生もの摂取歴や旅行歴はありません．抗菌薬使用歴もないとのことです．

指 うん，それは重要だね．食事歴と抗菌薬使用歴はどのように聞いたの？

研 「昨日は何食べましたか？」と「最近抗菌薬は使用しましたか？」って感じですけど…．

指 感染性胃腸炎だとしたら，黄色ブドウ球菌のように発症までに6時間程度の細菌から，72時間程度まで可能性がある腸炎ビブリオがあるよね．そう考えると少なくとも3日前までの食事については聞いたほうがいいよ．抗菌薬関連性下痢症も，*Clostridium difficile* は使用開始後10週間まで可能性があるために意識して聴取する必要があるよ．

研 そうなんですか．でもそんな前の食事まで覚えてないって人も多いような気が…．

指 そうだよね．俺も昨日ぐらいまでしか自信ないかなぁ（笑）．漠然と聞くより，今日は？ 昨日は？ 一昨日は？ って順番で聞くと思い出せる人が増えるような気もするよ．

研 そんなもんなのですね．

指 そうそう．ところでこの患者さん，どのくらい嘔吐・下痢しているの？

> 研 昨日 2 回，今日は 5 回食物残渣混じりのものを嘔吐しています．便は今日軟便を 1 回ですね．
> 指 ん？ 嘔吐症状がメインだねぇ．胃腸炎とは言い難い印象を受けるけど．
> 研 言われてみればそうかもしれません…．イレウスを考えろってことですか？ 確かにお腹も触診で痛がっていましたし…．でも X 線では異常ガス像はないように見えますよ．
> 指 一緒にもう一度診察をしてみようか．
>
> ....
>
> 研修医が指導医とともに再度患者を診察したところ，軽い触診で筋性防御がみられた．腹部 X 線は指導医が確認しても異常ガスは認められなかったものの，病歴と身体所見からイレウスを疑い，血液ガスを含めた採血を行うとともに，腹部造影 CT を行った．結果は小腸イレウスであった．
> 研 周りも胃腸炎の人ばかりだったから，そうだと思い込んじゃったなぁ．

解説

この症例から学ぶべきことを 2 つ挙げると，バイアスに注意することと，腸閉塞の診断の難しさである．

確かに感染症などの流行状況から，受診患者の疾病分布に大きく偏りが出ることがある．この場合には，検査前確率が上昇したものと考え，診療を行う必要がある．例えばインフルエンザが流行している状況下で，昨日からの発熱，咳嗽，関節痛で来院した患者において，迅速キットが陰性であったとしてもインフルエンザとして対応することなどだ．しかし，流行状況などの情報がバイアスとなって他の疾患についての鑑別がおろそかになるような，パターン化思考が起こってしまうことに注意しなくてはいけない．

腸閉塞の診断をつけるのは結構難しい．**表 1** に腸閉塞の診断に有用な身体所見，病歴を示す．

X 線は立位，仰臥位の両方を確実に行い，free air や鏡面像，腸管拡張を確認する．しかし，実際にはこれらが認められないこともある．怪しいと思ったら腹部超音波や腹部造影 CT で評価をすべきである．また，腸閉塞と判断したら，次に緊急開腹手術が必要となるような絞扼性イレウスかどうかの判断が重要である．血液ガスを含めた血液検査は必須である．発熱，腹膜刺激症状，白血球上昇，CK 上昇，

表1 腸閉塞を疑う身体所見と病歴

		陽性的中率(%)	感度(%)	陰性的中率(%)	特異度(%)
身体所見	視覚的蠕動	42.9	6.3	96.4	99.7
	腹部の膨張	18.8	62.5	98.4	89.2
	腹部全体の圧痛	17.0	35.4	97.3	93.1
	蠕動音の亢進	12.1	39.6	97.4	88.6
病歴	嘔吐による痛みの軽減	14.6	27.1	97.0	93.7
	便秘の既往	10.5	43.8	97.4	95.0
	食事による疼痛の増悪	10.0	16.7	96.6	94.0
	腹部手術の既往	9.5	68.8	98.4	74.0
	50歳以上	8.2	60.4	97.9	73.1
	嘔吐	7.9	75.0	98.5	65.3

(文献1をもとに作成)

LDH上昇，アシドーシスは絞扼性イレウスを示唆する所見であるが，これらがそろうのは絞扼が進行した症例である．CTでは腹水，腸管壁肥厚，造影効果の減弱が特徴とされる．山岸らは早期診断として特徴的なのは腹膜刺激症状，腹水，P_{CO_2}の低下と述べており，以下の判別式を発表している[2]．

$Y = 0.48 \times$腹膜刺激症状$(1/0) + 0.31 \times$腹水$(1/0) - 0.052 \times P_{CO_2}(mmHg) + 2.12$

(1：positive, 0：negative. cut off値0.6, 感度85.7%, 特異度100%)

入院後の管理については成書を参考されたい．しかし，いずれにせよ重要なのはこれらの情報を利用しながらも，腸閉塞の入院後は2～3時間おきに身体所見をとるなどの継時的な変化に注意することと，ブチルスコポラミンなどを漫然と使用しないなどの注意が重要である．

診 断

腸閉塞

TIPS

★ 診断にバイアスをかけてしまっていないか注意しよう！
★ 腸閉塞の確定診断は難しい．疑われた場合はX線だけでなく，腹部超音波や腹部造影CTを考慮する！

■文献
1) Böhner H, et al: Simple data from history and physical examination help to exclude bowel obstruction and to avoid radiographic studies in patients with acute abdominal pain. Eur J Surg **164**(10): 777-784, 1998.
2) 山岸茂, 他:絞扼性イレウスの早期診断法. 日消外会誌 **36**(1):11-17, 2003.

(山田康博)

---

column 11

忙しいときも暇なときも同じように

「帰してはいけない患者」がやってくる頻度は確かにそれほど多くはありません. 逆にいえば,多くの患者は「帰しても問題ない患者」なのです. 多くの「問題ない」患者の中から,帰してはいけない患者を,いかに見逃さないようにするかが臨床医の腕です. それは忙しいときも,暇なときも同じ. とくに忙しいときは,「本当はこの所見もみたいけど…まあ忙しいからいいか」と,自分の頭の中の悪魔のささやきに負けそうになるのも正直なところでしょう. しかし筆者の経験では,こういうときこそ失敗することが多いのです. 忙しかろうが,暇だろうが,「めったに来ない帰してはいけない患者」が現れる確率はそう変わりはない. 忙しいときこそ,このような悪魔のささやきを,「しっしっ」と頭の外に追い払うことが必要です.

(松村真司)

Case 15 はっきりしない脱力感

67歳男性，歩行障害

症　例

　自宅にいたところ，急に両足に力が入らなくなり，歩けなくなったという初老の男性が救急搬送され受診した．意識清明，バイタルサインに異常はなく，来院時の身体所見では筋力低下，筋萎縮はなく，深部腱反射も正常で，その他の神経学的所見でも明らかな異常を認めなかった．来院後には歩行可能となり，両足に力が入らないという症状も軽快した．

研 初めは脳梗塞を疑われて脳神経外科がみていたのですが，頭は大丈夫といわれて僕が呼ばれました．今は症状が消失していて，やっぱり神経学的所見でも異常はありません．血液検査では CK 1,900 IU/L，CK-MB 23 IU/L，BUN 13.5 mg/dL，Cr 1.3 mg/dL，あとは AST 102 IU/L，ALT 49 IU/L，LDH 457 IU/L，ALP 245 IU/L と軽度の肝逸脱酵素の上昇と，Hb 10.4 g/dL の正球性貧血がありましたが，本人によると2年以上前から高血圧，脂質異常症，肝障害，腎障害，貧血，高CK血症を指摘されていて，一度大学病院に入院して調べたけれど，何ともないといわれたようです．症状もないようですし，あとはかかりつけ医にみてもらう方向で帰してもいいでしょうか？

指 ちょっと待って．今回の脱力と歩行障害に対するアセスメントは？ 高CK血症ということだけど，鑑別はきちんと考えた？

研 最近暑くなってきたし，今回は熱中症みたいな感じだったのでしょうか？ 高CK血症も，大学病院でも調べてもらったということですが…．

指 検査結果をもう一度みてみようか．今回の脱力，歩行障害の他にも，この方は CK 高値，脂質異常症，肝障害，腎障害，LDH 高値，それに WBC $3,400/\mu L$，Plt $14.1\times10^4/\mu L$ ということは，汎血球減少もあるね．電解質，血糖値は正常範囲だね．何か全身疾患の一症状として今回の症状が出たとは考えられないかな？

研 脱力をきたす全身疾患の鑑別ですね．薬剤，感染症，炎症，代謝性疾患，

アルコール….

指 いろいろ挙がりそうだね.

....

　追加した血液検査では TSH≧100 μIU/mL, free T₄ 0.06 ng/dL, 抗サイログロブリン抗体陽性, 抗 TPO 抗体陽性であり, 橋本病の診断となった. レボチロキシン(チラーヂン S®)内服開始後, 脱力感, 歩行障害の再燃はなく, CK を含むほぼすべての血液検査での異常所見は正常化した.

解説

　本症例は甲状腺機能低下症に伴うミオパチーによる脱力感, 歩行障害をきたした症例である.

　はっきりとしない訴え, 症状に対しては, 全身疾患の一症状かもしれないという視点を持って鑑別疾患を挙げることが有用である. 本症例での発作的な脱力感のみから診断に至るのは困難かもしれないが, このような視点から鑑別疾患を挙げていくと, 感染症, 代謝内分泌性疾患, 炎症性疾患, 電解質異常, 薬剤, アルコールの関与などが想起されるはずである.

　甲状腺機能低下症に伴う症状, 所見は幅広い. 本症例では易疲労感, 集中力の低下, 体重増加, 便秘, 下肢脱力感, CK 高値, 肝障害, 腎障害, 汎血球減少, 心囊水貯留, 脂質異常症などを認めたが, 治療開始後にこれらが軽快して初めて甲状腺機能低下症に伴う症状であったと判明した. 全身疾患の可能性を考えるなら, スクリーニングとして TSH の測定は必須である.

　脱力感, 筋痙攣, 筋肉痛などの筋症状は甲状腺機能低下症患者の約 79% にみられ[1], 決して珍しくはない. CK 上昇も多くの患者でみられ, 治療とともに正常化する. 症状は無症候性の CK 上昇から, 筋肉痛, 筋肥大, 近位筋のミオパチー, 横紋筋融解症までさまざまである. 甲状腺機能低下症にこれらの症状が伴えば, 甲状腺機能低下症に伴うミオパチーと診断してよい. 筋症状を訴える患者ではスクリーニングで TSH を測定すべきである.

　最後に, この研修医は「大学病院で調べたから, ある程度の疾患は除外されているはず」とその時点で思考停止に陥ってしまった. 前医を信用しないわけではないが, これまでの病歴や検査結果などは, 本当にそれでいいのかの批判的吟味を必ず行う習慣をつけたい.

診断

橋本病

TIPS

★はっきりしない筋症状ではスクリーニングで TSH を測定する！
★前医での精査歴を鵜呑みにしてはいけない！

■文献
1) Duyff RF, et al: Neuromuscular findings in thyroid dysfunction: a prospective clinical and electrodiagnostic study. J Neurol Neurosurg Psychiatry 68(6): 750-755, 2000. ＜甲状腺機能異常での神経筋症状の頻度，治療後の経過などについてまとめられている．甲状腺機能低下症患者の 79％，甲状腺機能亢進症患者の 67％ に神経筋症状があった＞
2) Hekimsoy Z, et al: Serum creatine kinase levels in overt and subclinical hypothyroidism. Endocr Res 31(3): 171-175, 2005. ＜CK 上昇は甲状腺機能低下症患者の 57％，潜在性甲状腺機能低下症患者の 10％ にみられ，甲状腺機能の正常化とともに軽快した＞
3) 浜田昇：甲状腺疾患診療パーフェクトガイド，改訂第 2 版．診断と治療社，2011．＜この 1 冊があれば一般外来での甲状腺疾患診療には困らない．見やすいフローチャート，治療や患者への説明なども非常に具体的に書かれている＞

（小曽根早知子）

---

column 12

医師頼みより神頼み？

筆者が外来でみている A さん．ある日，指にとげが刺さって抜けなくなった．次の外来予約日は 2 週間先であり，それまで忙しい主治医の手を煩わせてはいけないと思った A さんは，電車で 1 時間以上かけて東京・巣鴨のとげ抜き地蔵にお参りに行った．残念ながらお地蔵様の御利益はなく，予約日になって筆者の外来を受診．何週間も A さんを苦しめたとげを抜く処置は，ほんの一瞬で終わった．

外来終了時には常に「何かあったらいつでも受診してください」と言い添えるようにしているが，それでも予約外受診は「忙しい先生に申し訳ない」と思っている患者さんもいる，ということを実感したエピソードであった．もっとも，最近ではその逆の「コンビニ受診」も増えてきているが…．

（前野哲博）

Case 16 患者の自己診断を鵜呑みにして大丈夫？

67歳女性，咳

症例

　むっちりした体格の地元の女性が，咳が長引くと外来を受診した．「先生，1週間前から咳が出て，喘息だと思うんだよ．今まで病気ひとつしたことがなくて，こんなに続くことは初めてだ」という．先行感染はなく，1週間前から夜間から明け方にかけて咳が強くて苦しくなるというが，日中は歩き始めてしまえばとくに苦しくはないという．

　これまでとくに通院歴はなく，喘息の既往もない．喫煙は20本/日だが，咳が出てからは喫煙していない．バイタルサインは血圧160/94 mmHg，脈拍100回/分，呼吸数20回/分でやや努力呼吸様だが，SpO_2 96%，体格がよく重たそうな体だがスタスタと歩いている．呼吸音はしっかりついた脂肪が邪魔して聴取しづらいが，呼気性喘鳴を聴取する．

研　1週間前からの咳で，喘息発作が出た患者さんです．とりあえずβ刺激薬の吸入をしてもらいにいきました．

指　どのあたりから喘息発作と診断したのかな？

研　夜間から明け方にかけてとくに強く，喘鳴も聞こえるようなので，喘息発作だと思います．本人も喘息だと言っていますし…．

指　この方は初診みたいだけど，どこかで喘息の診断は受けているの？

研　いいえ．「健康がとりえで，医者に厄介になったことはない」といっていました．

指　既往がないというより，これまでどこにも受診してこなかったということだね？　この方は血圧も高いね．他に，夜間の発作的な咳の鑑別はあるかな？

研　鑑別ですか…．

指　頸静脈や，下肢の浮腫の所見は？

看　先生！　吸入をしていた患者さんが急に苦しがっています！

　　　　　　　………………………

> かけつけると患者は呼吸数30回/分，起坐呼吸で，脈拍130回/分，SpO₂ 90%，苦悶様の表情であった．起坐位で頸静脈は怒張し，胸部X線で心胸郭比の拡大と葉間胸水を認めた．急性心不全の診断で緊急入院となった．

解説

1週間前からの心不全に伴う夜間仰臥位での咳を，「喘息発作」と自己診断していた症例であった．

患者の自己診断はあてにならない．患者のいう「風邪」が実は肺炎，髄膜炎，腎盂腎炎，心筋炎だった，という話はいくらでもある．この患者は喘息と診断されたことはないにもかかわらず「喘息発作」と自己診断しており，さらに研修医も「夜間に増悪する咳(喘息発作に合致する)」から，それ以外の鑑別を挙げることを怠ってしまった．「夜間に増悪する咳」という訴えから起坐呼吸を想起し，心不全，肺塞栓などの見逃したくない疾患を鑑別に挙げられるかがポイントである．

呼吸困難をきたす疾患の鑑別としては喘息・慢性閉塞性肺疾患(COPD：chronic obstructive pulmonary disease)・肺塞栓・気胸などの肺疾患と，心不全・虚血性心疾患などの心疾患に大別される．心不全とCOPDはともに頻度が高く，また両者が合併することも多いため鑑別が困難である[1]．呼吸困難を認める患者では，心不全とCOPDのどちらかの診断がついている場合でも，もう一方の可能性を考えておく必要がある．

心不全は病歴と身体所見からの臨床診断が中心だが，非特異的な症状，所見ばかりである．心不全の診断基準にmodified Framingham clinical criteriaがある[2]（**表1**）．

心不全かその他の疾患を疑うか迷う場合，血清BNP測定が診断に役立つ[3]．BNPが400 pg/mL以上なら心不全の診断が疑われ，100 pg/mL以下であれば否定的である．100〜400 pg/mLの場合には心不全の診断に対して感度も特異度も低い．

患者の言葉を鵜呑みにせず，冷静になって丁寧に鑑別疾患を挙げていくことが，足元をすくわれないためのポイントである．

表1 心不全の診断基準（modified Framingham clinical criteria）

大基準	発作性の夜間の呼吸困難，起坐呼吸，頸静脈圧上昇，肺のラ音，心音のⅢ音，胸部X線での心拡大，肺水腫，心不全治療による5日間での4.5kg以上の体重減少
小基準	両下腿浮腫，夜間咳嗽，通常の運動での呼吸困難，肝腫大，胸水，頻脈（120回/分以上），5日間で4.5kg以上の体重減少

大基準2つ，または大基準1つと小基準2つで，その他の原因によらない場合に心不全と診断．
（文献2より）

診断

急性心不全

TIPS

★ 患者の自己診断を鵜呑みにしていけない！
★ 咳，呼吸困難をみたら，心疾患，肺疾患の両方を考える！

■文献
1) Le Jemtel TH, et al: Diagnostic and therapeutic challenges in patients with coexistent chronic obstructive pulmonary disease and chronic heart failure. J Am Coll Cardiol **49**(2): 171-180, 2007. ＜心不全患者の20〜30％にCOPDを合併する．COPD患者では呼吸困難があっても心不全が疑われにくい．心不全とCOPDを合併する場合の診断と治療について書かれている＞
2) Senni M, et al: Congestive heart failure in the community: a study of all incident cases in Olmsted County, Minnesota, in 1991. Circulation **98**: 2282-2289, 1998. ＜心不全診断のスコアを紹介している＞
3) Maisel A: B-type natriuretic peptide levels: diagnostic and prognostic in congestive heart failure: what's next? Circulation **105**(20): 2328-2331, 2002. ＜心不全診断のためのBNPの特性について書かれている＞

（小曽根早知子）

69歳女性，頭部外傷

Case 17　ちょっと一服，世間話でも

症　例

　12月．69歳の足腰のしっかりした女性が，頭部外傷のふれこみで外来を受診した．転倒して額を擦りむいてしまったとのこと．意識清明で，バイタルサインは血圧 129/49 mmHg，心拍 70 回/分，SpO₂ 96%，体温 36.8℃ と異常はみられない．前額部から鼻にかけて擦過傷を認めるのみで，出血もない．

[研] 高齢女性の転倒，頭部打撲でした．軽症なので頭部 CT も不要で，皮膚処置をして帰しておきますね．
[指] 確かに傷は軽傷だけど，どうして転んだのか（受傷機転）は聞いてみた？
[研] 外傷っていうから，そこだけみていました．見た目は元気ですけどね….

　　　　　　　………………………

　改めて問診をすると，夕方に坂を上っている途中から息切れを自覚した．何とか坂を登りきったところで，呼吸苦の悪化とともに気が遠くなって転倒した．受け身もとらず，前額部を受傷．打った痛みとともに意識が戻った，とのこと．

　研修医は，失神と判断して身体診察を行い，血液検査，心電図検査を追加した．心電図異常は認めず，貧血なし，起立性低血圧もなかった．

[研] 聞いてみたら，失神しての転倒でした．今のところ原因ははっきりしませんね．San Francisco syncope rule（→p107）では息切れが当てはまります．心原性失神が心配なので，入院させて様子をみたいのですが．
[指] 昨日まで元気な方が急に息切れというのはどうもつじつまが合いませんね．もう少し一緒にお話を聞いてみましょう．
[研] そう言いながら雑談している場合ですか．外来は混んでいるし，さっさと入院させちゃえばいいのに….

　　　　　　　………………………

[指] 今日1日は何をされていたのですか？
[患] いつものようにお茶のお稽古を4時間くらい致しまして，その帰り道で転

んでしまいました．心配した主人がここへ連れてきてくれました．ご迷惑をおかけしました．

指 ほー，お茶ですか．お1人で？

患 いいえ，（お茶の）先生の所へは，いつも友人と2人で行っています．友人は3時間くらいで体調不良で早退したんですよ．大丈夫だったかしら．私は4時間くらいいました．

指 そういうことは今回が初めてですか？

患 そうですねぇ，昨年の冬にも，2人そろって稽古中に気分が悪くなりました．友人だけがこちらを受診して何でもなかったみたいです．（お茶の）先生は私たちの他にも稽古をつけていらっしゃいますが，お元気ですよ．
（カルテを照会すると，確かに昨年その友人は問診のみで帰宅している）

指 一緒にいた友人に症状があったというのは心配ですね．お茶の稽古はどんな所で？

患 部屋は茶室なので狭いです．冬の間は本格的に，炭を焚いてお湯を沸かしているんですよ．

指 ふむふむ．どうやらこれは…．血液ガスを取ってみましょう．

研 呼吸不全はないし，何を疑っているんですか？

....

血液ガス分析（room air）では pH 7.425, P_{CO_2} 37.2 mmHg, P_{O_2} 103 mmHg, HCO_3^- 23.9 mEq/L, S_{O_2} 99.8%, COHb 16.6%．一酸化炭素中毒の診断で，高濃度酸素投与が開始された．

その後，指導医の指示でお茶の先生と友人にも連絡を取った．目立った症状はないものの，心配になって夜間救急外来を受診された．血液ガス分析でCOHb値は17%と6%．2人とも一酸化炭素中毒であった．

研 まさか一酸化炭素中毒で，しかも背後に患者がもう2人いるなんて！初めからお稽古のことを話してくれればよかったのに…．再発防止に換気をしっかりするように指導できました．

解説

この症例には，2つの落とし穴があった．まず頭部外傷をみたときに，創処置だけではなく，その背後に内科的疾患が隠れていないかを探すことが重要である．

表1　一酸化炭素中毒の症状

軽症	頭痛，嘔気・嘔吐，めまい感，かすみ目
中等症	錯乱，失神，胸痛，呼吸困難，脱力，頻脈，頻呼吸，横紋筋融解症
重症	不整脈，低血圧，心筋梗塞，心停止，呼吸停止，非心原性肺水腫，痙攣，昏睡

　研修医は2回の問診で，失神というキーワードにたどりつくことができた．外来に慣れてくると，「失神なら心原性，調節性，起立性に分類だから，検査は採血，心電図，＋αでX線，頭部CT」という流れが身についているかもしれない．しかしもう1つの落とし穴である一酸化炭素中毒の発見については，表1に示すとおり特異的な症状はなく，検査でもCOHb値を抜きに診断するのは難しい．病歴から診断までに一貫性が乏しければ，もう一度病歴を確認しよう．

　炭素燃料の不完全燃焼，火事，自動車の排気ガス，ガス暖房，室内グリル，たばこの煙，メチルクロライドなど一酸化炭素が産生される環境に曝露されていれば要注意だ．曝露環境が日常的であれば，患者自身はこれが原因になるとは考えていない．こちらから踏み込んだ病歴聴取が必要だ．

　一酸化炭素中毒の見逃しは，危険な環境への曝露を継続させ，死亡もしくは重篤な転帰を招く．次は3人揃って心肺機能停止で運ばれてくるかもしれない．常に頭の片隅に一酸化炭素中毒の可能性を置いておこう．疑うことさえできれば，診断は難しくない．

　治療となると，診断には有用なCOHb値も，重症度とは必ずしも相関しない．また，一度COHb値の改善をみても，2～40日ほど経って精神神経症状を起こす間歇型一酸化炭素中毒という病態も存在する（→p84）．COHb値と臨床所見をあわせて，高気圧酸素療法（HBOT：hyperbaric oxygen therapy）を含めた入院治療や長期的な経過観察を考慮しよう．

診断

集団一酸化炭素中毒

TIPS

★外傷をみたらなぜ受傷したのか，その背景に内科的疾患はないか考えよう！
★一酸化炭素中毒は疑えるかどうかが鍵！

■文献

1) Kao LW, Nañagas KA: Carbon monoxide poisoning. Emerg Med Clin N Am **22**(4): 985-1018, 2004. ＜この文献だけで一酸化炭素中毒の全般がまとまっている．どのような状況，症状で疑えばよいか，そして治療方針を決める難しさがわかる＞
2) Weaver LK, et al: Hyperbaric oxygen for acute carbon monoxide poisoning. N Eng J Med **347**(14): 1057-1067, 2002. ＜HBOTの有効性について詳しい＞
3) Wolf SJ, et al: Clinical policy: critical issues in the management of adult patients presenting to the emergency department with acute carbon monoxide poisoning. Ann Emerg Med **51**(2): 138-152, 2008.
＜HBOTにどの程度エビデンスがあるかがコンパクトに示されている．まだ統一された施行基準はない＞

(五十野博基)

column 13　体調管理とカンの鈍り

　診断に関するエビデンスが蓄積され，診断機器が高度に発達した現代においても，臨床診断では結局のところ「何となくマズイかも」というカンに負うところが大きいのです．血液データに異常がなくても，患者本人に自覚症状がなくても，その「カン」に日々私たちは助けられています．もちろんこのようなカンを磨くには，上級医からの指導をもらいながら臨床経験を積み重ねていくしかありません．コツコツ努力をすることが大事です．ただ，このカンは体調によって結構左右されることもまた事実です．そのためには一生懸命臨床に打ち込むと同時に，体調を保つことがとても重要です．多忙な日々の中，適切な体調管理をしていくのは困難だとは思いますが，まずは睡眠と栄養をきちんととることが基本です．また，とかく頑張りすぎの毎日，疲れたときには「疲れている」というサインを周囲にきちんと出すこと，それも臨床医としての大切な仕事なのです！

(松村真司)

70歳男性，頻脈

Case 18 なんでドキドキ？

症　例

　統合失調症の既往があり，近医の精神科病棟に入院中の70歳男性．精神疾患以外にとくに既往や手術歴はない．3日前に興奮して転倒し，全身打撲したとのこと．その後，頻脈が持続しているとのことで，職員とともに夜間救急外来を紹介受診となった．

　バイタルサインは血圧137/81 mmHg，脈拍127回/分（整），SpO_2 92％（room air），体温37.1℃．意識はJCS I-2，自発開眼はあるが独語が多く会話は成立せず，あまり指示に従えないが，痛みなどの自覚症状の表出はでき，職員の話ではとくに意識状態はいつもと変わらないとのこと．心電図は洞性頻脈で，とくに虚血を疑う所見は見当たらない．初診にあたった研修医から相談を受けた．

🔵研　先生，こんな感じの患者さんなんですが，なんで頻脈なのかさっぱりわかりません．みた感じではそれほど重症感はないですし，虚血性心疾患だったとしたら胸痛がないのが変だし，今ごろ心電図変化が出ているでしょうし…．あと何を考えたらいいでしょうか？

🔵指　まず身体所見はどうだった？

🔵研　あ！　すみません！　頭頸部は明らかなリンパ節腫大や頸部の腫大はありません．胸部は呼吸音に異常なしで心雑音もありませんが，胸部X線では左肋骨が第5〜7肋骨で折れているようですね．その他，肺や心臓は問題なさそうです．気胸もなさそうです．

🔵指　おー！　ちゃんとみてるじゃない！　その他の所見は？

🔵研　腹部は平坦・軟・圧痛なし．神経所見は原疾患があるため評価が難しいですが，明らかな異常はなさそうです．口腔など脱水もなさそうです．ちなみに骨折は整形外科の先生にコンサルトしたんですけど，胸郭固定でいいよっていってました．

🔵指　そうか，気がきくねえ．脱水と甲状腺をみてくれたのもよかったね！　君も

成長したね．
- 研 えへへ，そんなことないですよー（得意気）．
- 指 じゃあ，なんで患者さんはドキドキしてるのかなあ．他にドキドキの原因って何が思い当たる？
- 研 うーん，上室性頻拍やら心房細動といった不整脈の類ってわけでもないんですもんね．あとは…採血をして，変な電解質異常とか，心筋逸脱酵素はみておきたいです．
- 指 おう！いいね！かなりいいセン行ってるよ！確認してみよう．
- 研 （だろ？）じゃあやっときます．

....

- 研 先生，採血の結果が出たんですが脱水も貧血も電解質異常も心筋逸脱酵素の上昇もないですね．やっぱり骨折が痛くて頻脈になっているんじゃないですかね？どうしましょう？とくに異常ないってことで，お帰りいただきましょうか？
- 指 んー．でも肺炎も心不全もないのに少し酸素も低いし，あれが気になるんだよなあ．患者さんの普段のADLはどんな？
- 研 （あれって何？）えーと．普段から臥床がちで，食事時以外ほとんどベッド上ということもあるみたいです．
- 指 となると，もっとあれが気になるねえ．足は腫れたりしていなかった？
- 研 （だからあれって何！？）いや，とくに何も所見らしきものはなかったです．
- 指 やっぱどうしても気になるなあ．ちょっと採血追加しておく？
- 研 先生，何の採血ですか？
- 指 いやいや，あれだよあれ．
- 研 だから，あれってなんですかー！

解説

肺塞栓症の有無を判断する指標として，身体所見と病歴からリスク評価をするものに Wells score がある（**表1**）．

表1のスコア評価をしたうえで，下記が推奨されている．
- 低確率でDダイマー正常の場合：これ以上の評価や精査は不要
- 低確率でDダイマー異常の場合，中等度の場合：CTないし超音波で精査

表 1　Wells score

症候	点数
深部静脈血栓症の症状がある	3.0
他の疾患より肺塞栓症が疑わしい	3.0
心拍数 100 回/分以上	1.5
4 週間以内の手術か安静(3 日以上)	1.5
肺塞栓症や深部静脈血栓症の既往	1.5
血痰	1.0
癌(6 か月以内に治療か終末期)	1.0

総点数＜2.0 → 低確率，2.0〜6.0 → 中等度，＞6.0 → 高確率
(文献 1 より)

表 2　安静時の二次性洞性頻脈の原因

- 甲状腺機能亢進症
- 発熱
- 敗血症
- 不安
- 褐色細胞腫
- 貧血
- 血圧低下ないしショック
- 肺梗塞
- 急性冠症候群
- 心不全
- 慢性肺疾患
- 低体温
- 薬剤刺激
- 悪性腫瘍
- 妊娠

- 中等度以上，ないし CT や超音波で異常がある場合：D ダイマー値によらず治療
- D ダイマー異常，かつ CT や超音波で異常のない場合：高確率ならば血管造影

　上記の病歴から Wells score を計算したところ，心拍数，運動制限(3 日以上の臥床)の 2 項目が合致し，中等度の肺塞栓症のリスクがあると考えた．D ダイマーを追加採血したところ，12 μg/mL と高値であったため，胸部造影 CT を施行したところ肺動脈分枝に低吸収域を認め，肺塞栓症の診断となった．ただちに循環器内科当直にコンサルトし，ヘパリン持続静注が開始された．10 日後にワルファリン内服へ変更し，3 か月間治療した．頻脈は β 阻害薬にてコントロールを図り，漸減中止した．

今回は洞性頻脈の鑑別をしていくうちに肺梗塞を疑った症例であった．洞性頻脈の鑑別は**表2**のとおりである．

中でも急性冠症候群，肺梗塞は診断が遅れた場合のアウトカムが大きいため，病歴や身体所見などから疑った場合は積極的に，速やかに精査することが望まれる．

診断

肺塞栓症
（長期臥床による下肢静脈血栓か，骨折による脂肪塞栓かは不明）

TIPS

★洞性頻脈になるには何らかの原因があるはず．致死的結果をもたらす原因がないかを判断しよう！

■文献
1) Cayley WE Jr: Diagnosing the cause of chest pain. Am Fam Physician **72**(10): 2012-2021, 2005.
2) DeVoe JE, et al: Clinical inquiries. What is the best approach to the evaluation of resting tachycardia in an adult? J Fam Pract **56**(1): 59-61, 2007.

（千嶋　巌）

---

column 14

忙しいときほど丁寧に

医師の仕事は時間との戦いになることがしばしばです．外来時間中も，たくさんの患者さんを診察しながら，あちこちからの電話に対応し，各種検査を同時並行したり…目が回るように忙しい外来では，とくに若手の医師は，平常心でやろうとしていてもやはり診療の質が落ちてしまうことがあると思います．「忙しさ」が診療の質を落とすことにつながってしまってはプロとして失格です．

そこで私は，「忙しいときほど丁寧に」でいきたいと思っています．忙しいときにはつい普段の手順を省きたくなります．病歴聴取を省いたり，身体診察を省略したり．でもそんなときほど逆に丁寧に普段のやるべきことを行うことで，結果的に時間節約につながるのです．ただ，あまりにも忙しい状態が続くようなら，体制そのものを見直す必要があるかもしれませんね．

（矢吹　拓）

Case 19 ただの便秘と侮るなかれ

74歳男性，便秘

症　例

　もともと便秘症の既往がある74歳男性．腹部手術歴なし．他院から下剤を処方されており，通常3～4日ごとに排便を認めていたが，ときに1週間以上も排便を認めないこともあった．本日は1週間前から便秘が続き，お腹が張ってつらいため受診した．

研 バイタルサインは問題ありません．診察上，腹部膨満は認めますが圧痛はありませんでした．1か月前の排便時に便に血液が付着して，かかりつけ医から「痔じゃないか」と言われたそうですが，とくに検査はしていないそうです．最近の排便は普通色だということです．かかりつけ医で処方されている下剤を飲んでも市販の浣腸をしてみても便が出なくてお腹の張りがつらいから，とにかく便を出してほしいと希望しています．外来で浣腸をして様子をみようと思います．

指 直腸診は？

研 便は全く触れませんでした．これでは摘便は無理ですね．それから，明らかな腫瘤も触れませんでした．

指 浣腸前に腹部X線でイレウスがないかどうか確認した？

研 はい．腹部X線では便塊が多量にあり消化管ガスは全体的に乏しい印象でしたが，明らかなニボー形成はありませんでした．

（浣腸施行から数分後に患者が便意を訴え，トイレに駆け込んでいった）

研 浣腸は失敗してしまいました．便意を我慢できなくてすぐにトイレに行ってしまったので，ほぼ液体しか出てきませんでした．でも，ガスが少し出たせいかお腹の張りは楽になったみたいです．「明日かかりつけの受診予約があるから，今日はもう帰りたい」といっています．帰してもいいですか？

指 帰さないほうがいいね，なんとか説得しましょう

　　　　　　　　　‥‥‥‥‥‥‥‥‥‥‥‥‥

翌日，腹部X線を再度撮影したところ，今度は明らかなニボーが認められ，大腸イレウスが疑われた．さらに，同日の夕方に腹痛増悪にて緊急手術を行うこととなり，大腸癌穿孔による腹膜炎と判明した．

解説

　便秘を主訴に来院する患者さんは少なくない．対症療法の前に原因を検索するための病歴聴取や検査が重要であることは言うまでもないが，本症例は「便を出したいから病院に来た」という患者の解釈モデルに引っ張られ，明らかに問診が不十分であったといえる．しかし，1か月前の血便のエピソード，これまでにかかりつけ医にて便秘の原因検索が十分にされていなかったこと，浣腸後の効果が得られなかったこと，などから大腸癌も鑑別疾患に挙げる必要があったと考える．また，直腸診の際に直腸内に固まっている便塊の確認以外にも痔の有無，直腸癌の有無，手袋に付着した便による潜血の有無を確認することで有用な情報が得られたと思われる[1]．

　本症例は初診時の腹部X線では明らかなニボーを認めていなかったが，浣腸施行が翌日のイレウス発症の引き金になった可能性も否定できず，さらに緊急手術に至るという急激な経過となった．初期のイレウスは単純X線写真で異常がはっきりしないこともあり，イレウスを否定できない際には数時間後に再度X線を確認することや，経過や診察所見からイレウスを強く疑った際には単純X線のみならず腹部造影CTや腹部超音波を追加する必要がある．とくに大腸イレウスは消化管穿孔によって便汁が腹膜内に広がることで容易に腹膜炎を起こし，急激に重症化する可能性があることを知っておくべきである．便秘や腹痛の訴えからイレウスを考慮することと，単純X線写真で大腸イレウス所見を認めた際には小腸イレウスよりもさらに速やかな対応を要し，腹部造影CTによる閉塞機転の確認や血流障害の有無の確認のうえで外科へのコンサルトをスムーズに行うことは初療医の重要な役目であると考える．

診断

大腸癌

TIPS

★単なる便秘と侮ってはいけない！
★便秘をみたら対症療法の前に原因検索を念頭に！
★大腸イレウスは重症化しやすいことを知っておこう！
★大腸イレウスを疑ったら速やかに外科に相談しよう！

■文献

1) 鈴木富雄：［第17条］便秘，下痢．福井次矢，他(監)：総合外来初診の心得21か条，第3版．pp 202-211，医学書院，2006．＜研修医の初診外来デビュー時に必ずお勧めしている1冊です．問診のポイントや鑑別診断がわかりやすく組み立てられています＞

(水品百恵)

column 15 医師の服装はどうあるべき？

多くの医師は白衣を着ています．今の病院ではそれが当たり前のようですが，白衣高血圧なんて概念もあったり，『白い巨塔』のようなドラマからも白衣が威圧的な印象を与えているということも考えられます．私の知っている何人かの医師は白衣を着ないで診療をされています．

医師の服装が患者さんに与える影響を調査した研究があります．白衣着用と私服着用(ネクタイ＋シャツのようなセミフォーマルな服装)では，患者さんの受ける印象はどちらも好印象という結果でした．ただ，高齢者ほど白衣を好む傾向にあるようです．一方で，ジーンズなどでは不快感を持つ患者さんがいたようです．

服装は白衣でも私服でもよいようですが，私服の場合には最低限度のフォーマルさは必要でしょう．でもこの研究で患者さんの印象に最も影響した因子は"笑顔"だったらしいです．外見よりも，まずは笑顔ですね．

(矢吹 拓)

Case 20 ぎっくり腰なんでしょ？

75歳男性，発熱＋腰痛

症 例

　糖尿病と高血圧で加療中の75歳男性が，来院前日から右腰痛，発熱を主訴に外来を受診した．来院時には39℃の発熱があり，右腰痛を訴えてベッドに横たわっており，診察のためにちょっと体位を変えただけでも痛みを訴えていた．

――外来終了後――

研 すごく痛がっていて，診察も十分にはできないんですが，少なくとも脊椎叩打痛はなくて，痛みも右の腰が強いといってるんですよ．お孫さんが先週インフルエンザになったらしくて，うつっちゃったんですかね…．一応インフルエンザの迅速検査をしようと思いますが，感度もそれほど良くないですし，やらないで鎮痛薬でも出して帰宅してもらいましょうか．

指 迅速検査の感度を考えるところはいいんだけどね…．だけど腰痛はどう考えるんだ？

研 石材業らしいんで，ぎっくり腰になっちゃったんじゃないですか？　どっちにしても，痛みにはすごい弱いですよ．ちょっと動いただけであんなに唸っちゃって．

指 ぎっくり腰になるようなきっかけはあったの？

研 それが「やってねぇ」と，言い張るんですよ．年齢も年齢ですから，忘れちゃったんですかね．

指 発熱＋腰痛で考えてみるとどうかな？

研 うーん，腎盂腎炎ですか？　確かに右側が痛いとは言うんですが，CVA叩打痛ははっきりしないし，膀胱刺激症状もありません．尿検査も問題ありませんでしたし．

指 他にはどうかな？

研 脊柱感染ですけど，脊椎叩打痛はありませんでしたから否定的じゃないですか？　ちなみに神経障害もありませんでした．

指 きちんとみているじゃない．でも脊柱感染でも，脊椎叩打痛の感度は86%

ですから，否定はできませんよ．痛みも強くて動けないようだし，血液培養を提出して，入院のほうがよさそうですね．

　入院時に感染源検索で施行した造影CTでは，腎盂腎炎や腸腰筋膿瘍・脊椎周囲の膿瘍形成はみられなかった．血液培養を提出し，経過観察目的に入院した．数日後，血液培養からメチシリン感受性黄色ブドウ球菌（MSSA）が検出され，入院1週間後に再度施行した造影CT・MRIで変化がみられ，化膿性脊椎炎と診断した．

解説

　米国のデータではプライマリ・ケア外来において，腰背部痛を訴えて受診する患者は上気道症状に次いで，2番目に多いとされる（ちなみに筑波メディカルセンター病院総合診療科初診患者では，2.6％が腰背部の愁訴であった）．一方で，急性腰背部痛ではその大半（約9割）が6週以内に自然軽快し，プライマリ・ケア外来を訪れる腰背部痛のうち，97％は機械的腰痛・下肢痛（うち腰部挫傷70％，圧迫骨折約4％，脊椎すべり症約3％）であり，脊椎の悪性腫瘍（原発性または転移性）はわずか0.7％，今回の化膿性脊椎炎に至っては0.01％と報告されている．また，腰痛を訴える内臓疾患も2％あり，腎梗塞や大動脈解離・大動脈瘤，膵炎なども考慮が必要である（**表1**）[1]．

　腰背部痛でも，病歴と身体所見が重要である．例えば，大動脈解離では突然発症で体位による変化がなく，腎梗塞では心房細動が基礎にある場合が多い．また，一

表1　外来で見逃せない腰背部痛の原因疾患

- 大動脈解離
- 腹部大動脈瘤
- 腎梗塞
- 急性膵炎
- 胆嚢炎，胆石症
- 化膿性脊椎炎
- 腸腰筋膿瘍
- 強直性脊椎炎
- 悪性腫瘍

表2 腰痛のred flag signとその感度・特異度

	症状・病歴	感度(%)	特異度(%)
悪性腫瘍	年齢≧50歳	77	71
	悪性腫瘍の既往	31	98
	説明のつかない体重減少	15	94
	1か月の治療で改善しない	31	90
	安静臥床で改善しない	>90	46
	疼痛持続期間>1か月	50	81
	ESR>20 mm	78	67
脊椎感染症	静注薬常用,尿路感染,皮膚感染	40	—
	発熱	27-83	98
	脊椎圧痛	高い	低い
圧迫骨折	年齢>50歳	84	61
	年齢>70歳	22	96
	ステロイド使用	06	99
	外傷歴	30	85

(文献1, 2より)

般的な腰痛に関しては,表2に示したred flag signが有名である.非常に重要であり,これらがある場合は検査,フォローを必要とするため,覚えておく必要がある.本症例では発熱を伴う腰痛がred flag signであった.

また,身体所見では馬尾症候群(直腸・膀胱障害,会陰・大腿内側のしびれ〔saddle anesthesia〕など)や重度の神経学的異常所見がある場合には,腫瘍や椎間板ヘルニアなどによる神経の圧迫により,外科的処置が必要となる場合もあるため,これもred flag signとして覚えておくとよい[3].

本症例のように,化膿性脊椎炎などの感染症の場合,脊椎叩打痛がなく入院時のCTでも明らかな変化がない場合でも,時間経過で変化が明らかとなることもあるため,血液培養や画像検査のフォローは重要である.

診断

化膿性脊椎炎+MSSA菌血症

TIPS

★腰痛をみたら,red flag signをチェックせよ!

■文献

1) Deyo RA: What can the history and physical examination tell us about low back pain? JAMA **268**(6): 760-765, 1992. ＜JAMA の The Rational Clinical Examination シリーズ．身体所見や病歴から，どのように診断を進めていくかがわかりやすく記載されている＞
2) 医療情報サービス Minds：腰痛．厚生科学研究班（編）/ 医療・GL（01年）/ ガイドライン．＜http://minds.jcqhc.or.jp/stc/0021/1/0021_G0000052_GL.html　厚生労働省委託事業：EBM（根拠に基づく医療）普及推進事業として一般公開されている医療情報サービス．エビデンスレベルを示しつつ，さまざまな疾患のガイドラインが公開，update されている＞
3) 伴信太郎（訳）：Primary care collection: from The New England Journal of Medicine. pp 39-50，南江堂，2002. ＜日常診療で頻繁に遭遇する12のテーマにつき，すぐに役立つ情報が満載されている＞

(廣瀬由美)

column 16　全身をみてもらっていると思っている

「いつも近くの先生にかかって血圧の薬をもらっています」，こう言う患者を，『高血圧（以外に病気がない）患者』ととらえてはいないだろうか？　かかりつけ医に通院しているから全部みてもらっている，と患者は（ともすると医師も）考えてしまうことがある．そして，全部みてもらっているから健診は不要，と考え，健診を受診しない患者も多い．

でもその目の前の患者さん，本当に大腸癌はないだろうか？　高血圧だけみていて肺癌を見逃しているなんてことはないだろうか？

他院のかかりつけでも，自分のところに通院中でも，全部をみているわけではない．健診受診の有無，そしてその内容と結果も必ず確認しよう（健診と一口に言っても，その項目にはかなりの幅がある）．そして健診を受診していない人には，「通院しているからって全部が大丈夫っていうわけじゃないんですよ」と念を押して，ぜひ健診受診を勧めよう．

(小曽根早知子)

76歳男性，失神

Case 21 本当に普通の便？

症　例

　2年前に脳梗塞の既往があるが後遺症はほとんどなく，着替え，風呂，トイレも自立しており，奥さんと一緒に暮らしている元気な高齢男性．強い腹痛に襲われ，大便がしたくなって自宅の洋式トイレへ．最近，便秘がちであり，かなりふんばっていた．

　奥さんが，なかなかトイレから出てこないのに気がついて見にいくと，便座の上で背にもたれかかって意識がない状態であった．呼びかけても応答がなく，同じ敷地内に住んでいた息子を呼んで，救急車を要請した．しかし救急隊が着いたころには意識は自然に回復しており，いつもどおりであった．

　病院到着時にも意識は清明であり，普段と変わらないとのことであった．血圧 123/78 mmHg，脈拍 80回/分（整），呼吸数 16回/分，SpO_2 99%（room air），体温 35.8℃と，とくにバイタルサインの異常も認められなかった．

　身体所見では，眼瞼結膜貧血なし，心雑音聴取せず，肺音も清であり，神経学的にも明らかな異常所見を認めなかった．

研 76歳男性の意識消失発作です．自宅のトイレで排便中に意識消失したようですが，意識消失の具体的な時間は不明で，今は自然軽快し，とくに症状はありません．既往は糖尿病，脳梗塞，前立腺癌術後で，現在ナテグリニド（スターシス®），ボグリボース（ベイスン®），クロピドグレル（プラビックス®）内服中です．

指 意識消失の原因は何だと思う？

研 排便中だったので，たぶん迷走神経反射だと思います．典型的な経過ですよね．

指 ふむ．他の鑑別はどう？

研 鑑別ですか？　えーっと，痙攣したかは不明ですけど，口唇咬傷，舌咬傷はなかったですし，とくに神経症状はなくて，頭のCTも異常はなかったので，てんかんは否定的だと思います．あとは心電図や採血も正常でした．

指 お腹の診察はした？
研 え？ いや，お腹はとくに注意してなかったんで，診察してないですが…（なんでお腹なんてみるんだろう）．
指 直腸診は？
研 え？ あ，いや，直腸診もしてませんが…（なんなんだ一体？）．
指 この人，高齢でしかも血管リスクも高いよね？
研 はい．え？ あの，心電図はとくに異常がなかったですし，心筋逸脱酵素の上昇とかもありませんが…（心筋梗塞のこと？）．
指 ちょっと一緒に患者さんをみようか．

....

　腹部の診察を行うと，平坦・軟で腸蠕動音は正常であるが，左下腹部に軽度の圧痛を認めた．直腸診では痔核は認めず，血便，黒色便も認めなかったが，直腸診後に患者が便意を催し，救急外来で排便がみられた．そこには鮮血の混じった赤褐色便が多量に認められた．その後，腹部造影CTを撮影したところ，脾彎曲部～S状結腸までの壁肥厚，内腔ガス消失を認め，動脈硬化性変化も目立つことから虚血性腸炎と考えられた．虚血性腸炎による下血に伴った意識消失発作であることが判明したため，同日絶食補液による加療のため緊急入院となった．入院前に，意識消失前の症状の有無を聴取したが，よく覚えていないとのことであった．

解説

　本症例では，排便時に発症した意識消失発作であることから，状況失神（situational syncope）であると考えられていた．しかしその後，血便が認められ，造影CTで精査を行い，虚血性腸炎に伴う下血および排便に関連した意識消失発作であることが判明した症例である．
　失神とは，「両側大脳半球ないしは脳幹網様体賦活系の可逆性全脳虚血による一過性の意識と筋トーヌスの消失であり，一過性の意識消失発作の結果，姿勢が保持できなくなり，かつ自然に，また完全に意識の回復がみられること」と定義される．発症は比較的速やかであり，意識は多くの場合，速やかに回復する．「意識消失」の中で特異な臨床像を持った1つの症候群で，基本的な病態生理は「脳全体の一過性低灌流」である．脳循環が6～8秒間中断されれば完全な意識消失に至り，

収縮期血圧が60 mmHgまで低下すると失神に至る．また脳への酸素供給が20%減少しただけでも意識消失をきたすといわれる．

　失神は原因から大きく3つに大別され，心原性，消化管出血，迷走神経反射に分けられる．このうち，命に直結するのは前二者であるため，失神が疑われる場合は胸腹部診察および直腸診，心電図検査は欠かさず行う．また，その後に必要に応じて心臓，ないし消化管の精査を行う必要がある．

　なお，一般的に「ワゴった」などと称される血管迷走神経反射(VVR：vasovagal reflex)は，正しくは神経調節性失神症候群(neurally mediated syncopal syndrome)といわれ，血管迷走神経性失神，頸動脈洞性失神，状況失神，の3つに大別される．患者の多くは程度の差はあれ，発作直前に前駆症状として，頭重感や頭痛，複視，浮動感，嘔気・嘔吐，腹痛，発汗，視力障害，眼前暗黒感などの何らかの前兆を自覚し，失神からの回復後に逆行性健忘をみることもあるが，その機序としてはいずれも急激な迷走神経活動の亢進，および交感神経活動の低下が関与している．このうち状況失神は，ある特定の状況(または日常動作)で誘発される失神と定義され，排便失神(defecation syncope)もここに含まれる[2]．

　排便失神は比較的高齢(50〜70代)の女性に多く，切迫した排便や腹痛など消化管症状を伴う場合が多い．排便時のいきみによる静脈還流の減少，腸管の機械受容器を介した迷走神経反射により，血圧低下や徐脈，心停止をきたすといわれている[1]．

　虚血性腸炎の際に意識消失を呈する機序を明確に記載した文献は筆者が検索する限りでは見当たらず，虚血性腸炎全体からすれば失神する例はさほど多くないと考えられるが，おそらく下血による循環血漿量減少や，排便時のいきみや腹痛などの症状による状況失神が関与していると考えられる．実際に本症例以外にも，座位で散髪中に腹痛を自覚した後，体位を変えずにそのまま意識消失し，来院後に下血を呈し虚血性腸炎であった高齢女性の例も経験している．

　虚血性腸炎のリスク因子としては，60歳以上(オッズ比5.7)，透析患者(オッズ比5.0)，高血圧(オッズ比4.9)，低アルブミン血症(オッズ比3.5)，糖尿病(オッズ比3.4)，薬剤性便秘(オッズ比2.8)があったと報告がある[3]．また別の報告では高齢者での虚血性腸炎で，糖尿病(オッズ比1.76)，脂質異常症(オッズ比2.12)，心不全(オッズ比3.17)，末梢動脈疾患(オッズ比4.1)，ジゴキシン内服(オッズ比0.27)，アスピリン内服(オッズ比1.97)，とされている[4]．

　本症例では60歳以上の糖尿病患者であり，またαグルコシダーゼ阻害薬を内服していることから薬剤性の便秘があった可能性もあり，リスクの高い症例である．

一般的に危険な失神の予測因子として使われる San Francisco syncope rule（→p107）や OESIL risk score（→p108）などでは本症例は高リスク群には該当しないが，このような症例での腹部症状を伴う意識消失発作では虚血性腸炎などの消化管出血を鑑別に挙げなくてはならず，そのために腹部診察と直腸診は必須である．

また本症例では直腸診で疑う所見がなく，採血でも実際に Hb 14.0 g/dL，Ht 41.2 %と貧血は認めなかったが，出血の急性期においてはこれらの検査で有益な情報が得られないことも多く，その判断に迷うこともしばしばである．そのため，外来で経過観察する場合には，「血便を認めたらすぐ再診するように」と説明しておくことが大事である．

診断

虚血性腸炎

TIPS

★「腹痛（排便）＋失神」では，虚血性腸炎を含めた消化管出血を必ずチェック！
★失神をみたら，必ず直腸診を！

■文献
1) 日本循環器学会，他：失神の診断・治療ガイドライン．Circulation Journal 71(4)：1049-1101, 2007.＜日本循環器学会を中心とした学会が集まり作成した失神に関するガイドライン＞
2) 今泉勉：失神の診断と治療．pp 77-87，メディカルレビュー社，2006.＜失神について概略から詳細まで記述されており，今回は「状況失神」の章を参照した＞
3) Park CJ, et al: Can we predict the development of ischemic colitis among patients with lower abdominal pain? Dis Colon Rectum 50(2)：232-238, 2007.＜虚血性腸炎のリスク因子について報告した論文＞
4) Cubiella Fernández J, et al: Risk factors associated with the development of ischemic colitis. World J Gastroenterol 16(36)：4564-4569, 2010.＜虚血性腸炎のリスク因子について報告した論文＞

（廣瀬知人）

Case 22 初めての肩こり？

77歳男性，肩こり

症　例

　高血圧の既往がある77歳の男性．起床時からの両側の肩こりを主訴に，朝8時半に外来を受診した．

研 いつもと同じように5時過ぎに起床し，両肩がパンと張っているのに気がついたそうです．激しい痛みではないけど安静にしていても治らないため受診したそうです．バイタルサインは体温36.0℃，血圧170/100 mmHg，脈拍78回/分で，既往に高血圧があります．痛みはそれほどでもないみたいで，1人で歩いて受診していますし，両上肢の運動障害もありませんでした．ただの肩こりか，寝違えちゃったんじゃないですかねー．

指 もともと肩がこりやすいとか，昨日急に運動したとか，何か原因になりそうな病歴はあるの？

研 いいえ．普段は肩こりなどないし，こういう症状は初めてみたいです．それから，昨日はとくに肉体労働などの普段と違うことはしていないそうです．

指 血圧がずいぶん高いけど，普段の血圧はどのくらいにコントロールされているの？　頭痛の訴えはないのよね？　髄膜刺激症状は確認した？

研 普段の収縮期血圧は130 mmHg前後みたいです．でも，今朝はまだ降圧薬を内服していないそうなので，そのせいじゃないですか．頭痛の訴えはありませんでしたが，首のほうまで何となく張っている感じはあるみたいです．項部硬直，Kernig徴候は陰性でした．

指 どのくらい前に来院した？　もう一度血圧測定してみようか．

研 その患者さんは30分前からベッドで横になっているので，もう1回測ってきます．

（血圧再検後）

研 血圧は168/101 mmHgで，まだ高いままでした．

指 症状に変わりはない？

研 まだ症状が続いているみたいですが，鎮痛薬を出して帰してもいいですかね．

指 原因不明の初めての肩こりで高血圧があるまま帰していいの？ その前に頭部 CT を見てから考えようか．

　そして，頭部単純 CT を撮影したところ，うっすらと白く染まったペンタゴンが確認され，速やかに降圧治療を開始し，くも膜下出血の診断にて脳神経外科に緊急入院となった．

解説

　典型的なくも膜下出血は，突然後ろからバットで殴られたような頭痛，髄膜刺激症状陽性が診断の手がかりになる，などと表現されることが多いが，激しい頭痛以外の症状にて発症するくも膜下出血も 8% 程度あり[1]，本症例のように非典型的症状を示す症例の存在[2]も念頭に置く必要がある．とくに，今回は頭痛ではなく肩こりを主訴としていることから真っ先に頭蓋内病変が浮かぶ病歴ではないと思われるが，本症例において，普段はコントロールされているはずの血圧が安静後も高値持続していた点，肩こりの原因を説明する病歴に乏しい点，今まで感じたことのない症状であった点が，くも膜下出血につながるポイントであったと考える．

　なお，発症から 24 時間以内は髄膜刺激症状を認めない人が多いことから[3]，項部硬直や Kernig 徴候の陰性所見は，くも膜下出血の除外の根拠にはならないといえる．

診断

くも膜下出血

TIPS

★ くも膜下出血は頭痛以外の主訴で受診することもある！
★ 髄膜刺激症状陰性によってくも膜下出血は否定できない！
★ 原因不明の初めての頭頸部痛（肩こり）や高血圧から，くも膜下出血を見逃さないように！

■文献
1) 藤岡正導, 他：頭痛のないくも膜下出血. 脳卒中 **22**：253, 2000.
2) 林寛之：ステップビヨンドレジデント―救急で必ず出会う疾患編. pp 111-112, 羊土社, 2006. ＜非典型的な SAH や片頭痛の症例についてわかりやすく解説しています＞
3) 福内靖男, 他：脳血管障害の臨床. 日医雑誌 **126**：1658-1665, 2001.

（水品百恵）

column 17　高齢者の「ああ, そうですか」はあてにならない

「○○さん, 血圧が高いようなので薬を追加しておきますね」「ああ, そうですか」「空咳が出ることがありますからね」「ああ, そうですか」「ところで, 薬を飲み忘れることはありますか？」「ああ, そうですか」「……」

　高齢者の「ああ, そうですか」はあてにならない．「ハハハ」と笑っている場合も同様だ．年の功なのか, 上手に話を合わせるための合いの手のようなもので, 全然聞いていない（聞こえていない）か, 興味がなくて聞き流していることが多い．「ああ, そうですか」の返答で相手が理解していると思ってはいけない．その証拠に, 患者の関心事に話が移ると,「ああ, そうですか」はとたんに影をひそめるのである．相手がきちんと聞いているか, 理解しているのか, 言葉だけにとらわれずに敏感に察知したいものである．

（小曽根早知子）

78歳男性，側腹部痛

Case 23 いつもの尿路結石？

症　例

　僧帽弁置換術後，心房細動に対し某大学病院心臓血管外科通院中の78歳男性．突然発症した右側腹部痛を主訴に夜間の救急外来を受診した．

🔬 右背中から側腹部にかけて痛みがあると，手で背中を押さえながら診察室に入ってきました．血圧94/42 mmHg，脈拍45回/分，体温36.0℃です．既往のある尿路結石と症状が似ているとのことでしたので，尿を提出してもらって尿試験紙で確認したところ尿潜血が陽性でした．痛みが同程度で持続しているとのことでしたので，NSAIDs坐薬を処方して横になってもらっています．この後，痛みが治まってきたら帰ってもらってもいいですか？

👆 確かに尿路結石の症状としては合致するね．痛みはNSAIDsを使用して少しは楽になったのかな？

🔬 いえ，それがまだかなり痛いらしくて…．オピオイド系の鎮痛薬も考慮したほうがよいでしょうか？

👆 非悪性腫瘍による疼痛に対して，オピオイド系の鎮痛薬を使用することは確かに考える余地はあると思うよ．でもどうだろう，ちょっと気になるのだけれど，痛みがそれほど強いわりには徐脈だね．僧帽弁置換術後と心房細動の既往歴があるけど脈はどう？

🔬 看護師が取ってくれたので自分では取っていないのですが…，触診してきます．

　　　　　　　　　　　……………………

🔬 触診してきました．不整でした！ 心電図も行ったのですが，既往歴のとおり，リズムは心房細動でした．そのときに教えてもらったのですが，既往にある僧帽弁術後と心房細動に対して，処方されているワルファリンを最近は内服していなかったようです．

👆 それはいい情報だね．凝固系のPT-INRとLDHを含めて肝胆道系酵素の

血液検査を行ってみようか．
🔰 え？ 尿路結石の症状と一致するのに，血液検査が必要なのですか？

解説

　血尿を伴う片側側腹部痛といえば尿路結石と，すぐに考えてしまうかもしれない．確かに尿路結石は頻度の高い疾患ではあるが，この症例は突然に発症し，その後持続するという血管系の疾患を疑わせる病歴を持っていた[1]．この場合，出血や梗塞のどちらもがありえるが，この研修医は優秀なことに処方薬の内服状況を確認していた．採血ではPT-INR 1.1と抗凝固のコントロールは不良であり，LDHが538 IU/Lと著増していた．
　緊急造影CTを行ったところ，右腎に楔状に低吸収域を認め(図1)，腎梗塞の診断となった．
　腎梗塞はその主訴が突然発症の側腹部痛であり，随伴症状も嘔気・嘔吐，発熱と腎結石や腎盂腎炎と似た症状で受診する．報告によって差はあるが，33～100% で血尿が確認されるためにさらに間違えられやすい[2-4]．まずは心房細動の既往や弁置換術後などの塞栓を形成する既往がないかを確認し，あった場合には疑ってみることが診断の鍵である．血液検査上の特徴は白血球数の増加とLDHの上昇(しばしば正常上限の4倍以上となる)であるが，ALPなどの他の逸脱酵素の上昇がないLDHの上昇は，さらに腎梗塞を疑わせる．診断は造影CTによってなされるが，

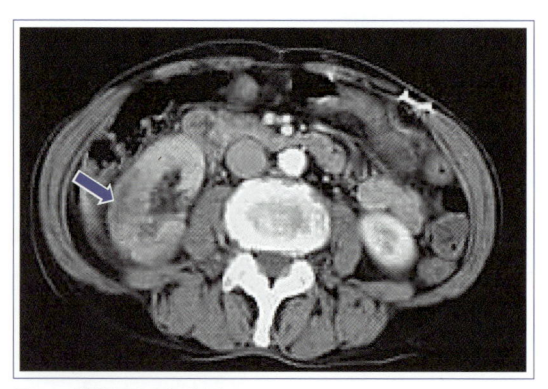

図1　腹部の緊急造影CT

表1 側腹部痛の警告症状

警告症状	考えられる疾患
めまい，錯乱	敗血症，出血によるショック
出血傾向	後腹膜出血
腹部大動脈瘤の病歴	腹部大動脈瘤破裂
胸膜性胸痛，咳	肺炎，膿胸，肺塞栓
心房細動	腎梗塞

結石の有無の確認のためにも単純と造影 CT のどちらとも撮影しておこう．

また，側腹部痛で受診した患者に対する警告症状を**表1**に示すが，これらを認めたときにはそれぞれの疾患に対する適切なアプローチが必要である．

ゆめゆめ，いつものパターンだと思って現病歴や既往歴をずさんに聞いて対処してはならない，というお話です．

診断
腎梗塞

TIPS
★ 突然発症の主訴は血管系の疾患も考えよう！
★ 内服薬は処方歴だけではなく内服状況も確認しよう！

■文献
1) Tierney LM, Henderson MC, 2005 / 山内豊明（監訳）：聞く技術—答えは患者の中にある（下）．日経BP社，2006．
2) Hazanov N, et al: Acute renal embolism: forty-four cases of renal infarction in patients with atrial fibrillation. Medicine (Baltimore) **83**(5): 292-299, 2004.
3) Korzets Z, et al: The clinical spectrum of acute renal infarction. Isr Med Assoc J **4**(10): 781-784, 2002.
4) Lessman RK, et al: Renal artery embolism: clinical features and long-term follow-up of 17 cases. Ann Intern Med **89**(4): 477-482, 1978.

（山田康博）

Case 24 ちゃんとみましたか？

78歳男性，発熱

症例

脳梗塞後遺症で寝たきりの78歳男性．両踵に褥瘡があり近医皮膚科で軟膏による治療をされていた．37℃台の発熱で内科外来を受診した．

研 もともと寝たきりの方です．ADLはほぼ全介助で，意思疎通はほとんど取れないそうです．血圧は127/60 mmHg，脈拍99回/分，体温38.2℃，SpO$_2$ 95%（room air）です．経口摂取は家族が介助し，何とか食べていたそうです．むせも少しあったそうです．脳梗塞既往があって，寝たきりの方なので，少し誤嚥でもしたんですかね．聴診では肺雑音ははっきりしないんですが…．とりあえず採血と胸部X線をオーダーしておきました．あまり重症感ないんですよね…．誤嚥でなければウイルス感染あたりでしょうか．検査値に異常がなかったら，とりあえず抗菌薬を処方して帰宅，外来でフォローアップでもいいですか？

指 誤嚥による発熱と考えたわけね．でもまだ病歴と身体所見がもう少しほしいかな．病歴では他の感染源を疑う経過はないかな？

研 本日から身体が熱いことを家族が気にされて測ってみたら熱があって…という程度の話しか聞けませんでした．

指 そうか．まあ意思疎通ができないんだから難しいよね．肺炎など呼吸器感染らしい身体所見や病歴はありますか？ たとえば痰が多いとか，呼吸が荒いとか，聴診上の雑音とか…．

研 …いや，そんな感じではないですね．呼吸は落ち着いています．胸部X線は…別段所見ないですね．

指 他に感染源がないかも調べたいね．聴診以外にはどんな診察をした？

研 （ふふん，ちゃんとみたもんね）眼瞼結膜貧血なし，眼球結膜黄疸なし，口腔内は齲歯がありますが咽頭発赤はありません．頸部リンパ節腫脹もありません．頸も硬くはないと思います．お腹は平坦・軟で腸雑音正常です．圧痛も反跳痛もありません．とくに異常ととれる所見がないですね．見る

限り体幹に皮疹などもないです．
指 背中はみましたか？ 仙骨部褥瘡は見落としがちだからねえ．
研 (そらきた！)ちゃんとみましたよ．大丈夫です．
指 お！ よくみてるね！ えらい！ でもじゃあ熱源は何だろう．採血の異常があってもなくても尿路感染や胆道系感染は否定しきれないからなあ．一応腹部エコーもやっとく？
研 (えー？ まだあとに患者さんが控えているのに…)わかりました．
指 あとは…副鼻腔炎とか前立腺炎とか，髄膜炎とかはとくに訴えのない方だと診断しづらいね．直腸診はやってもいいと思うよ．
研 (そんなにいうなら手伝ってよ！)
指 ところで手足はみた？ 関節の腫れや皮膚の発赤はないかな？ 蜂窩織炎や関節炎も見逃すとカッコ悪いしね．膝が腫れてて偽痛風というオチも結構多いよね．
研 (もう許して…)一応みたんですが…．とくにそういった所見はなかったような…．
指 踵の褥瘡というのはみた？
研 そういえば足にガーゼが当てられていましたが，すでに塗り薬で褥瘡の治療中とのことだったので，ついうっかり忘れてしまいました．
指 そうか．褥瘡に関しては家族は何か言っていた？
研 そういえば，足に水ぶくれがあるって言ってたような気がします．「昨日はなかったのに，今日になったら色が赤くなって腫れて水ぶくれが…」ってつぶやいていました．
指 !! ちょっと見にいこうか．
研 (え！ そんなにヤバいの？)

･･･････････････････････

　患者を見にいくと，確かに両踵にガーゼが当てられ包帯が巻かれていた．外してみると，右足の踵が赤〜紫色に変色しており，触るとぶよぶよ軟らかい．径数cmを超える水疱が多数あり一部破れかけていた．
　家族にうかがうと，踵の褥瘡の治療を確かに行ってはいたが，腫れや変色，水疱などの所見は半日前は全くなかったとのことであった．
　下肢X線写真では明らかなガス産生はなく，造影CTでは右踵の皮下組織

の炎症所見を認めた．緊急で下肢 MRI を撮影したところ，足底筋周囲，足底腱膜内に炎症が及んでおり，壊死性筋膜炎の所見となった．

抗菌薬にて加療開始となり，整形外科で緊急デブリドマンを施行，数日後には下肢切断術を施行された．

解説

本症例は長期臥床の高齢者で足底部の褥瘡から壊死性筋膜炎に至った症例であった．高齢者は意思疎通困難で自覚症状が把握しづらいうえに，身体所見もマスクされる場合があり，感染源の確定に苦慮することがしばしばある．

高齢者の発熱をみるときのポイントをまとめる．

高齢者の発熱

- 高齢者は肺炎に罹患しても呼吸器症状が目立たない場合もある．とくに脱水を伴っており喀痰量，胸部聴診所見や X 線所見すら乏しいこともある．脱水補正後に所見が顕在化することもあるため注意．
- 尿路感染症は肺炎に次ぎ頻度が高いが，高齢者は無症候性細菌尿の頻度も高いため，細菌尿＝尿路感染症と即断せず，身体の隅々まで診察し熱源を探すことも重要になる．とくに男性の尿路感染症は前立腺炎を疑い，直腸診も行う．
- 胆嚢炎や胆管炎などの胆道系感染，肝膿瘍，虫垂炎，子宮留膿腫などの腹腔内感染症は症状が乏しいこともあるため腹部超音波を汎用し，疑いが強ければ CT を用いた検索も考慮する．
- 褥瘡感染，蜂窩織炎などの皮膚感染，関節炎は服を脱がせて観察しないと見逃すことが多いため，診察を怠らないことが重要．
- 心雑音がある場合は感染性心内膜炎を常に頭の片隅に置く．

壊死性筋膜炎に関して

壊死性筋膜炎は生命の危機すら起こりうる重篤な疾患で，病変の深さは筋膜から筋肉までの全層である．病変が深いため外見上はごく限局した発赤などの所見しかなくても，病変は筋膜を中心に驚くほど広がっていることがあるため注意を要する．外見だけでは病変の広がりを同定することは不可能で，握雪感など触診も重要になる．

壊死性筋膜炎を見分けるポイントを**表1**に示す．

何よりもまず全身所見の見きわめが必要で，蜂窩織炎としては似つかわしくない

表1 壊死性筋膜炎を示唆する所見

- 激しい痛みが持続
- 水疱の出現
- 皮膚〜筋の一塊となった硬さ
- 紅斑の境界を越えて広がる浮腫
- 皮膚の知覚鈍麻
- 触診や画像で組織内にガスを認める
- 全身症状:発熱,白血球増加,せん妄,腎不全
- 抗菌薬を使っても数時間で急速に進行

(文献1より)

バイタル逆転(収縮期血圧より心拍数が上回る状態で,ショックの前段階のことがある)や意識障害を見つけたときは要注意である.また激しい疼痛,発赤部位を越えて腫脹や痛みの部位が広がるなどの所見は,見た目以上に広範な範囲での筋膜の炎症と壊死を示唆する.皮膚の血流不全による皮下出血,血性の水疱などの所見も重要.進行のスピードも重要で,症状や所見が数時間単位で急激に増悪する場合や抗菌薬開始後も一向に改善がみられない場合にも疑う.

本症例では広範囲な水疱形成,急激な時間経過,触診上の所見から壊死性筋膜炎を疑い,積極的に画像検索に進み診断することができた.疑った場合は躊躇せず診断・治療に踏み切るべきである.

診断

壊死性筋膜炎

TIPS

★高齢者の発熱は隅々まで身体診察を!
★致死的結果につながりうる皮疹の所見を覚えよう!

■文献
1) Stevens DL, et al: Practice guidelines for the diagnosis and management of skin and soft-tissue infections. Clin Infect Dis **41**: 1373-1406, 2005.

(千嶋 巖)

Case 25 危険なめまい

80歳男性，めまい

症 例

腹部大動脈瘤術後で，腎硬化症による慢性腎臓病(CKD：chronic kidney disease)と診断され近医通院中の男性．前日の14時ころからめまいがあった．現在は症状消失しているが不安であるため受診した．

研 昨日昼寝が終わって，起き上がったらめまいがしたそうです．めまい自体はすぐにおさまり，気分不快が少し続いた程度で，夕方には入浴もできたそうです．蝸牛症状や頭痛はありませんでした．身体所見では，小脳失調を含めて神経学的に異常所見なく，Frenzel眼鏡も使用しましたが眼振もありませんでした．つぎ足歩行もRomberg試験も問題ありません．高齢で腹部大動脈瘤術後で，血管リスクが高いので念のために頭部CTも施行しましたが出血も認めませんでした．起きたときの発症ですし，すでに消失していることもありますので，良性発作性頭位めまい症(BPPV：benign paroxysmal positional vertigo)の疑いで帰宅させようと思いますが…．

指 前回の当直でBPPVの患者さんをみているから，診察もプレゼンもスムーズだね．BPPV以外の鑑別はどうだろう？

研 鑑別ですか…？

指 まずめまいの性状は？

研 あっ，確認し忘れました．病歴からBPPVでよいと思ったので…．

指 頻度の高いものから考えるのはいいね．でも起き上がったときというのは，頭位による変化もあるし，失神前症状(presyncope)の1つの可能性もあるんだよ．もし，これが寝返りをしても症状が出たというなら，回転性めまいの可能性が高いと思うけど，起き上がったときであれば，失神前症状も鑑別に挙がるね．バイタルサインやその他の症状はどう？

研 血圧は自宅で測ったら110/64 mmHgだったそうです．presyncopeの誘因になるような，脱水やタール便・血便の病歴はありませんでした．

指 きちんと聞いているじゃない．もしpresyncopeだとしたら，何をみる？

研 眼瞼結膜の貧血でしょうか…? あ,念のため直腸診はします.
指 直腸診はよいけど…. 眼瞼結膜蒼白は特異度は99%だけど感度は10%しかないんだよ.
研 …ということは否定はできない,ですね.
指 そのとおり. もう一度みてみましょう.

....

　再度問診すると,14時ころに起き上がったら立ちくらみがして,崩れるように布団に戻ったとのことであった.目覚めてから30分ほどは布団の中で本を読んでいたが,寝返りをしてもめまいはしなかったという.改めてバイタルサインを取ると,脈拍30回/分と著明な徐脈を認めた.急いで心電図をとると,心拍28回/分,P波消失,T波増高があり,血液検査ではK 6.8 mEq/Lと高値であった.高カリウム血症による徐脈からpresyncopeに至ったと診断した.

解説

　本症例は,頭位変換によるめまいの症例で,commonなBPPVかと思ったら不整脈によるpresyncopeだった.めまいの診断は,その性状から3種類(もしくは4種類)に分類していくが(→p50),とくに高齢者では性状がはっきりしない場合や覚えていない場合もあり,鑑別に苦慮することも多い.BPPVなど多くの回転性めまいは頭位変換により症状が誘発されるため,起床時に発症することが多いが,その場合は頭位変換性のめまいなのか,起立性低血圧によるめまいなのかの区別が必要である.具体的には,寝返りで誘発されたか(→頭位変換性),実際に血圧が低下するか(→起立性低血圧)などをみるとよい.

　神経学的所見や頭部CTもよいが,バイタルサインは簡便で非侵襲的でありコストもかからない.こんなお得なことをやらずに済ます手はない.

　Newman-Tokerらによると,アメリカでERを受診しためまいのうち,「危険なめまい」(表1)は約15%であった[1].めまい患者が来たときには,これらの疾患を念頭にリスクや既往歴などを聴取し,診断を進めていく必要がある.この危険なめまいは,50歳以上になると20.9%と,50歳以下の9.3%に比べても有意に高くなっており,高齢者ほど注意が必要である.

　また,忘れてはならないのが薬である.とくに高齢者では,睡眠導入薬や降圧薬

表1 危険なめまい(%)

- 水・電解質異常(5.6)
- 不整脈(3.2)
- 一過性脳虚血発作(1.7)
- 貧血(1.6)
- 低血糖(1.4)
- 狭心症(0.9)
- 心筋梗塞(0.8)
- 脳梗塞, 脳出血(0.5)
- 一酸化炭素中毒(0.2)
- くも膜下出血, 脳動脈瘤, 頭頸部動脈解離(0.1)
- アルコール離脱(−)
- 大動脈解離, 大動脈瘤破裂(−)

(文献1より)

表2 めまいを引き起こしやすい薬剤

心作用薬	降圧薬, ジピリダモール, 利尿薬, ヒドララジン, メチルドパ, 亜硝酸薬, レセルピン
中枢神経作用薬	抗精神病薬, 麻薬, パーキンソン病治療薬(ブロモクリプチン, レボドパ, カルビドパなど), 筋弛緩薬(バクロフェン, メトカルバモール, チザニジンなど), 三環系抗うつ薬(アミトリプチリン, トラゾドンなど)
泌尿器系薬	シルデナフィル, 抗コリン薬(オキシブチニンなど)

(文献2より)

などの服用率が高く，これによるめまいにもよく遭遇する(**表2**)．高齢者のめまいは，転倒，骨折からADLの低下を引き起こす可能性が高く，薬剤の投与，変更時には十分な配慮が必要である．

本症例でも，CKD，腹部大動脈瘤，高血圧が基礎にあり(→リスクとなりうる基礎疾患)，降圧薬を服用(→薬剤)していたが，最近アンジオテンシンⅡ受容体拮抗薬(ARB)が少量加えられたために高カリウム血症を誘発したと考えられた．このように高齢者では，複数の因子がめまいを誘発していることもあり，とくに注意が必要である．

診断

高カリウム血症による不整脈

TIPS

★「起きたとき」に惑わされるな！
★すべての患者でバイタルサインをチェック！
★「危険なめまい」に注意しよう！

■文献
1) Newman-Toker DE, et al: Spectrum of dizziness visits to US emergency departments: cross-sectional analysis from a nationally representative sample. Mayo Clin Proc 83(7): 765-775, 2008.
2) Robert E, et al: Dizziness: a diagnostic approach. Am Fam Physician 82(4): 361-368, 2010. ＜めまいの系統的アプローチがまとめられている．Dix Hallpike 試験や Epley 法も図示されており，わかりやすい＞

（廣瀬由美）

column 18　「飲んでる薬は白くて丸くて小さい粒なんです」

　薬剤情報提供書やお薬手帳を持つことが一般的になってきたにもかかわらず，いまだに自分が飲んでいる薬について無頓着な人は大勢います．「え，薬の名前？　わからないけれど，このくらいの，白くて，丸くて，小さい粒の薬なんです．わかりませんか？」と言われて，「たいてい薬は白くて丸くて小さい粒じゃ！」と心の中で叫びたくなること，ありますよね．それでも，内服している薬に関する情報は診断のうえでも，治療のうえでもとっても重要です．となると，手がかかりになるのはその形や飲み方です．1日何回の薬か，カプセルか，色は，粒のサイズは？「シュワッと口で溶ける薬」とか「小さくてころころ転がっていく薬」など，なるべく薬は実物を目にして，その剤形に関する知識を持っておきましょう．

（松村真司）

Case 26 倦怠感だけじゃない

80歳女性，全身倦怠感

症例

　10年前に大腿骨頸部骨折を起こしてからADLが低下し，現在は自宅内のみ歩行可能な80歳の女性．2日前からの全身倦怠感を主訴に，家族に連れられて救急外来を受診した．血圧92/57 mmHg，脈拍98回/分，SpO$_2$ 96%（room air），体温37.2℃．

研 もともと伝い歩きで自宅内歩行をしていたそうです．2日前から身体が重いと訴えて，横になっていることが増えました．上気道症状や消化器症状はなく，身体所見上もとくに明らかな異常所見はありません．

指 高齢者に起こった急性の全身倦怠感だね．それであまり随伴症状がはっきりしないと．バイタルをみてどう思う？

研 ややSpO$_2$が低いようにも思えますが，呼吸音は問題なかったですし，体温も微熱といったところです．感冒の初期かもしれませんが，まずは帰宅で経過をみてもいいように思うのですが．

指 確かにSpO$_2$は軽度の低下だね．この患者さんのもともとのSpO$_2$はわからないかな？ あと，呼吸回数は測ってみよう．

研 はい（うーん，様子をみていいと思うんだけどなぁ）．

　　　　　　　　　　　　・・・・・・・・・・・・・・・・・・・・・・・・・

研 聞いてきました．デイサービスで測っているSpO$_2$も94～97%ぐらいだそうです．あと，呼吸回数は16回でした．

指 それでは呼吸状態は平常時と比べてもあまり変わらないね．高齢者をみるときにとくに大切なのは，体温などのバイタルサインが一般成人に比べて変化に乏しいことがあるということだね．肺炎に罹患していても一見熱が出ていないと判断される高齢者はしばしば経験するよ．また，その人のもともとのバイタルサインと比べることができるか，家族などから聴取することは重要だね．脈が速いのが気になるなぁ．

研 さっき聞いたときにわかったのですが，自宅での血圧は120/70 mmHgで，

脈拍は70回/分くらいだそうです．体温も36℃台のことが多いそうです．
🔵指 それはいい情報だね．では，この患者さんは明らかに平常時よりも低血圧と頻脈を呈しているわけだ．体温もやや高いようだし，感染症が隠れていないか，熱源を再検索する必要があるね．血液検査と尿検査を行おう．

‥‥‥‥‥‥‥‥‥‥‥

🔵研 先生！ WBC 6,300/μL，CRP 2.1 mg/dL．尿は混濁していて，尿検査紙で白血球が3＋でした．腹部エコーを行ったところ，右水腎症が見つかりました！
🔵指 複雑性尿路感染症が疑わしいね．血液培養と尿培養を提出したうえで，入院させよう！
🔵研 （高齢者って怖いなぁ）

解説

　全身倦怠感の原因は，感染症，血液疾患，循環器疾患，代謝性疾患，精神疾患，自己免疫疾患，呼吸器疾患，悪性腫瘍，薬剤性などさまざまである（→p32）．最近発症し，1か月未満の間に徐々に悪化する疲労感は身体疾患を疑わせる．6か月を超える慢性の倦怠感の場合は心因性や多要因のものも考慮する．そのため，帰してはいけないのは急性の全身倦怠感の患者である．急性増悪をきたしている場合には早急な原因検索が必要となる．どのようにアプローチしていいか迷ってしまいそうではあるが，多くは随伴症状が診断の鍵となる[1]．発熱，呼吸苦，疼痛，関節痛などである．貧血や甲状腺疾患は臨床検査で発見されることが多い．今回の症例の場合は，結果的には平常よりも発熱，低血圧，頻脈をきたしており，尿路感染症が原因であった．

　バイタルサインをみるときに重要なのは，その患者の通常の値とどれだけ変化しているかである．この症例では収縮期血圧が92 mmHgと通常よりも30 mmHg近い低下があるが，通常よりも30 mmHg以上低下している際はショックと考え，早急に対応する必要がある．

　高齢者では成人に比べ基礎体温が低くなっている人が多く，感染症に対し反応が乏しいことも多い．また，微熱時の体温は重症度の評価には使えず，代わりに心拍数や呼吸数が有用であるといわれている．下記に示すデルタ心拍数が20以上の場合は細菌感染症の可能性が高いといわれている[2]．

ΔHR/ΔBT > 20

この症例で考えてみると，28/1.2 = 23.3 > 20 であり，細菌感染症を疑われる所見である．実際にこの症例では尿グラム染色で貪食像のある *Escherichia Coli* が確認され，血液培養も2セットのうち1セットから感受性も同様の *E. Coli* が検出された．白血球も翌日には 12,000/μL まで上昇し，好中球 band 15% と左方移動も確認された．感染症初期では WBC や CRP ばかりに注意してはいけないという教訓でもある．

高齢者は一般的にバイタルサインが成人に比べ個人差が大きい．体温は若いころより下がっている人も多く，35℃台のこともよく経験される．また，脱水についても本人が口渇感を訴えることが少なく，皮膚ツルゴール所見では判断が難しいことが多い．口腔内乾燥や腋窩の湿潤，できれば採血所見や腹部超音波で下大静脈（IVC）を測定するなど，多方面からの評価が必要であるし，本人が訴えなくとも何かあるのではないかと疑って診療を進める姿勢が重要である．

診断

尿路感染症

TIPS

★急性に増悪する全身倦怠感は身体疾患を考える！
★随伴症状を正しく判断し，鑑別を絞り込む！
★バイタルサインは平常時と比較して評価する！
★高齢者は訴えに乏しい．感染症を含め幅広く鑑別を行う！

■文献
1) Tierney LM, Henderson MC. 2005 / 山内豊明（監訳）：聞く技術―答えは患者の中にある（上）．pp 45-51, 日経BP社，2006.
2) 徳田安春：バイタルサインでここまでわかる！ OK と NG．カイ書林，2010.

（山田康博）

82歳女性，嘔吐

Case 27 頭部打撲による嘔吐？

症　例

　要介護2で施設入所中の82歳女性で，受診日未明に後頭部を打撲して嘔吐が現在も続いているとのことで，嘱託医から紹介されてきた．

🔬 頭部打撲と嘔吐で受診した82歳女性です．もともとかなりの認知症がある方で，転倒した理由は本人も覚えてないらしいです．後頭部に血腫があり現在も嘔吐が続いているとのことで，施設の嘱託医から紹介されました．現在の意識レベルはGCS E4 V1 M6，後頭部に5cm大の血腫があります．頭部CTを施行したのですが，明らかな出血や骨折はありませんでした．でもまだ嘔気が持続しているので，今は制吐薬の点滴をしています．もう少し落ち着いたらお帰りいただこうと思うのですが….

👨‍⚕️ （忙しそうに）OK，OK！　きちんと経過観察するようにってことと，慢性硬膜下血腫の可能性をきちんと説明しておいてね！

　　　　　　　　　　　‥‥‥‥‥‥‥‥‥‥‥

　指導医へのプレゼンも無事に終わり，施設の職員に説明をして点滴が終了したら帰宅することとしたが，2時間たっても嘔吐が改善しなかった．

🔬 う～ん，やっぱり頭なのかなぁ？　MRI撮ったほうがいいかなぁ．

👨‍⚕️ （戻ってきて）まだ嘔吐が続いてるんだって？　さっきは忙しくてごめんな．

🔬 そうなんです，まだ吐いていてこのままじゃ帰れません．ちょっとボーっとした感じもするし，MRIとか必要かなと思っていたところなんです．

👨‍⚕️ 一緒にCT確認しようか．（CTを見て）年齢相応の萎縮はあるけど，出血はなさそうだな．嘔吐の原因は他に考えた？

🔬 いやー，転倒して嘔気があるっていうので，頭部打撲しか考えませんでした…．あ，でも初めにお腹も診察しましたけど，とくに問題なさそうでしたよ．下痢もしてないって言ってました．妊娠の可能性もありません（笑）．認知症もあって入院させると病棟の看護師さんに僕が怒られそうだし，制吐薬を追加で使って帰しちゃっていいですかねー．

指 ちょっと待て!! 高齢者だし，きちんと評価しないと．もう1回聞いて来い!!
　　　　　　　　　　　　　　…………………………

研 先生，なんか昨日から嘔吐していたみたいです．嘔吐していて胃腸炎かと思っていたら，今日転んじゃったそうです．下痢はなくって，周囲での流行もないそうなので，胃腸炎の可能性は低いと思います．腹部の手術歴もないし，お腹も軟らかいし，腸閉塞でもないと思うんですよね．

指 なるほど．心電図は大丈夫？

研 心電図ですか？ なぜ？

指 なんで転倒したのかもわからないんだろ？ 嘔吐しているし，心筋梗塞かもしれないじゃないか．

研 はぁ….

指 まあ，ちょっと心筋梗塞にしては嘔吐が長いかもしれないけどな．あとは意識障害もちょっと残ってるんだよな？

研 うーん，CTで出血は違いそうですよね….明らかな麻痺もないし．あ，髄膜炎かなぁ．でも平熱だしなぁ….

指 高齢者だと熱が出ないことも十分にあるぞ．同じように，高齢者だと身体所見，自覚所見に乏しくても，胆管炎や腎盂腎炎，尿路結石とかはありえるかな．

研 さっきは必要ないかと思って，検査はしなかったんですが，血液検査と尿検査，心電図をやってみます！
　　　　　　　　　　　　　　…………………………

結果，心電図ではST変化や不整脈はなかった．血液検査で炎症反応も肝胆道系酵素も異常なかったが，Na 114 mEq/Lと低ナトリウム血症を認めた．

指 低ナトリウム血症なら嘔吐も説明できるね．もしかしたら，転倒じゃなくて，痙攣したのかもしれないね．
　　　　　　　　　　　　　　…………………………

再度，施設の職員に病歴聴取を行ったが，痙攣の明らかなエピソードは確認できなかった．低ナトリウム血症による嘔気・嘔吐（＋頭部打撲）と診断され，精査目的で入院となった．

解説

　日常的に外来で遭遇する嘔気・嘔吐は，急性胃腸炎などの消化器疾患が最も多い．原因は多岐にわたり，軽症の self-remitting な疾患による症状であることが多い一方で，心筋梗塞や脳出血などの致死的疾患の初期症状である場合もある(**表1**)．

　診断のアルゴリズムなどは現時点で決まったものはない．AGA(The American Gastroenterological Association, 米国消化器病学会)のガイドラインでは，嘔気・嘔吐の患者の診療にあたって，次の3つのステップを推奨している．
① 脱水や電解質異常など，嘔気・嘔吐による症状の改善をはかる．
② 原因の同定と，その治療．
③ もし原因が明らかでなければ，対症療法．

　つまり，患者の全身状態をみて，症状が強ければその状態の改善をはかりながら診断を進めていく，ということである．原因の同定にあたっては，詳細な病歴聴取・身体所見が重要とされている．その際に注意しなければならないのが以下の症状である．

- **嘔気・嘔吐の警告症状**[3]：胸痛，強い腹痛，中枢神経症状，発熱，免疫抑制状態，低血圧，重度の脱水，高齢者

　とはいえ，生来健康な若者の胃腸炎で，嘔吐して発熱していても，とくに精査は不要であろうが…．

　何らかの手がかりが得られたら，そこから検査を進めていく．例えば右上腹部痛があれば胆道系の疾患を考えるし，頭痛やめまいがあれば中枢神経疾患を考える．本症例では頭部打撲にばかり注目してしまい，嘔気・嘔吐がいつから始まったかをきちんと聴取していなかったのが，目くらましとなっていた．病歴聴取・身体所見

表1　急性の嘔気・嘔吐の原因

消化管感染	胃腸炎，肝炎，食中毒など
薬剤	化学療法，抗菌薬，鎮痛薬，ジゴキシンなど
内臓痛	膵炎，虫垂炎，胆道疝痛，腎疝痛，腸管虚血，心筋梗塞など
神経系	迷路障害，片頭痛，脳卒中，髄膜炎，頭蓋内圧亢進など
代謝性	妊娠，代謝性アシドーシス，尿毒症，電解質異常(高カルシウム血症，低ナトリウム血症，高カリウム血症)，肝不全など
心因性	感情的，ストレスなど

(文献1, 2より)

表2　初期検査

- 血液検査：血算，電解質，肝胆道系酵素，腎機能
- 動脈血液ガス(酸塩基平衡障害が疑われるとき)
- 胸・腹部単純X線写真
- 心電図

で手がかりが得られない場合に限り，表2のような検査を考慮する．

とくに高齢者や糖尿病患者などでは，心筋梗塞でも胸部症状がみられないこともあるのでバイタルサインの変化がないか，注意が必要である．

電解質異常に関しては，嘔気・嘔吐の原因になるものと，反復する嘔吐の結果として電解質異常を引き起こす場合がある．いずれにしても嘔吐を反復している場合にはチェックしておいたほうがよいだろう．

ちなみにこの患者さんの低ナトリウム血症の原因は，食欲不振・活気低下に対して処方されていた三環系抗うつ薬によるSIADHと診断した．薬剤中止，水制限にてNa 135 mEq/L程度まで改善した．かかりつけ医に問い合わせたが，内服開始後2年ほど経過していたが電解質のチェックはされておらず，いつから低下していたかは不明であった．症状が遷延したのは，嘔吐に対して前医から施行されていた維持輸液(診断されるまで1L投与)の影響もあると思われた．

診断

低ナトリウム血症による嘔気・嘔吐
(→ふらつき転倒し，頭部打撲)

TIPS

★しつこい嘔気・嘔吐のときは，警告症状がある場合は精査を！
★頭部打撲に惑わされず，病歴聴取を行うこと！

■文献
1) Friendman HH/ 日野原重明(監訳):PO 臨床診断マニュアル,第7版.pp 203-206,メディカル・サイエンス・インターナショナル,2002. ＜プロブレムごとの定義や鑑別,そのアプローチが書かれている1冊.単なる鑑別だけでなく,それぞれの診断的アプローチも掲載されており,お勧め＞
2) Tierney LM, Henderson MC. 2005/ 山内豊明(監訳):聞く技術―答えは患者の中にある(上). pp 239-246,日経BP社,2006.
3) Scorza K, et al: Evaluation of nausea and vomiting. Am Fam Physician 76(1):76-84, 2007.

（廣瀬由美）

column 19

認知症は思いのほか多い

　ご承知のように高齢社会です．外来で短時間診療しただけでは，全く問題なさそうにみえても，実はすごい認知症，ということは本当によく経験することです．私のように訪問診療をしたり，近所の情報に自然と詳しくなったりする地域の医師であれば，外来での印象とは全く違う生活状況の中で暮らしているということがしばしばあることも実感できるのですが，病院だけで外来診療を行っているとなかなか気がつきにくいかもしれません．また，認知症の患者さんに付き添っている奥さんや旦那さん，場合によってはその介護をしている子どもたちに認知症があることも珍しいことではありません．と，いうことで高齢者の診療で，「なんかおかしいな？」と思ったときに，認知症のことをちらっとでも考えることから認知症診断は始まるのです．

（松村真司）

Case 28 思い込んだら，まっしぐら

85歳女性，両下腿浮腫

症　例

　土曜日午前の外来，お昼近くになり外来も閉じかけている．特記すべき既往歴のない85歳の女性が，両下腿浮腫を主訴に近医より紹介受診した．話を聞くと，普段は独居で生活しており，1か月半ほど前に弟に会った際，やせたことおよび両下腿浮腫を指摘されたようだ．両下腿浮腫は徐々に増悪傾向であり，食事量も減少傾向であったため近医を受診したところ，中等度の貧血を認める他は原因が不明であり，今回，紹介となった．

――外来終了後――

研 患者さんはやや疲労してみえ，バイタルサインは体温36.8℃，血圧133/80 mmHg，脈拍88回/分（整），呼吸数が15回/分，SpO₂は98%と異常は認めませんでした．眼瞼結膜はやや蒼白で，頸静脈の怒張ははっきりせず，呼吸音も両側で肺雑音は聴取されませんでした．心雑音なく，肝臓や脾臓は触知されませんでしたが，下腹部に圧痛を伴う腫瘤状の膨らみのようなものを触知しました．両下腿に著明な圧痕性の浮腫を認め，家族歴で舌癌，乳癌，子宮癌を認めています．診断は明らかです．

指 うん，なるほど…．で，下腿の浮腫についてはどう考えるの？

研 下腹部に腫瘤状のふくらみもありますし，体重減少，食事量減少の経過から大腸癌や卵巣癌などの悪性腫瘍が原因で貧血，栄養不良をきたし下腿浮腫をきたしていると考えます．他の原因を除外するため，血液検査，胸部X線を行いましたが，Hbが8 g/dL弱と中等度の貧血を認める他，腎機能低下はなく，肝逸脱酵素上昇も認めていませんでした．胸部X線でも明らかな心拡大は認めませんでしたが，下腿浮腫の程度が強かったので，念のためBNPの追加と，心臓超音波検査も行いました．

指 悪性腫瘍を強く疑うが，念のため心臓はきっちり除外しようというわけだ．結果はどうだったの？

研 BNPは88 pg/mLと年齢を考慮するとそれほど上昇しておらず，心臓超音波検査でも心収縮能の低下は認められませんでした．後は，悪性腫瘍の原

発巣を探すだけなのでPET/CT，上部消化管内視鏡，下部消化管内視鏡検査を入れて，先生の外来を予約して帰宅していただきました．先生，ばっちりでしょう．

指 凄まじい検査オーダーだね．ところで，悪性腫瘍って断定しているけど，食欲不振，下腿浮腫，貧血といったら何か忘れてない？甲状腺機能は？

研 え？もしかして甲状腺ですか…．甲状腺機能低下症による浮腫はnon-pitting edema，圧痕を伴わない浮腫なんですよね．これは癌です．後は結果が出たら消化器内科または婦人科にコンサルトするだけですよ，先生．

患者を呼び戻してTSHを測定したところ46.3 μIU/mLと著明高値を認め，甲状腺機能低下症による両下腿浮腫と診断した．入院後の甲状腺ホルモン製剤内服により浮腫は改善を認め，食事摂取も良好となった．CT検査所見上，明らかな腹腔内腫瘤はなく，便塊が多く認められた．入院後の診察所見上においても下腹部に腫瘤は触知せず，どうやら初診時の腹部所見は便塊であったと推察された．

解説

浮腫の患者はまず全身性の浮腫および局所性の浮腫に大別することが重要である．本症例のように全身性の浮腫の場合には，頻度順に心不全，肝硬変，ネフローゼ症候群，低蛋白血症，薬剤性浮腫，甲状腺機能異常，リンパ浮腫を考える．

心不全による下腿浮腫および甲状腺機能の影響による下腿浮腫の違いとしては，圧痕を残すかどうかが指摘される．甲状腺機能低下症の浮腫は，ムコポリサッカロイドの皮膚沈着によるものとされており，通常はnon-pitting edemaとなる（**表1**）．本症例では下腿浮腫はpitting edemaであったが甲状腺機能低下およびそれに伴う体液過剰も合併しており，典型的な甲状腺由来の粘液水腫の様相を呈さなかったものと考えられる．甲状腺機能低下では，血管透過性が増し抗利尿ホルモン（ADH）の過剰産生により循環量も増大するといわれている[1]．また臨床上，浮腫および呼吸困難で来院する患者は心不全の頻度が多いので，どうしてもそちらの精査を進める傾向にある．

本症例は，食欲低下，体重減少，腹部腫瘤，貧血の経過から悪性腫瘍に固執しすぎたために，診断を誤った1例であった．浮腫の鑑別では甲状腺の存在を忘れないようにしよう．

表1 浮腫の鑑別

圧痕の有無	non-pitting edema		リンパ浮腫，粘液浮腫	外科手術後，甲状腺機能低下症など
	pitting edema		上記以外	心不全，腎不全，肝不全など
部位	全身性	静脈圧亢進		心不全，腎不全，肝不全，肺性心など
		膠質浸透圧低下		ネフローゼ症候群，低蛋白血症（低栄養）
		薬剤		NSAIDs，降圧薬，ホルモン製剤，糖尿病治療薬など
		粘液水腫		甲状腺機能低下症，Basedow病
		リンパ浮腫		悪性腫瘍，外科手術後，放射線治療後など
		血管浮腫		遺伝性血管浮腫，I型浮腫
		その他		
	片側性	深部静脈血栓症		
		蜂窩織炎		
		リンパ浮腫		
		静脈弁機能不全		
		その他		

診断

甲状腺機能低下症

TIPS

★ 両下腿の浮腫をみたら心不全の否定も必要だが，甲状腺機能の検討を忘れない！
★ pitting edemaだからといって甲状腺機能低下は否定できない！

■文献
1) Cho S, et al: Peripheral edema. Am J Med 113(7): 580-586, 2002. ＜浮腫の病態生理について，わかりやすい図を用いて鑑別を示している＞
2) 徳田安春：浮腫患者の診察のポイント．medicina 45(11): 1955-1958, 2008. ＜浮腫患者の身体所見の取り方にポイントを当てて解説している．浮腫の患者の診察方法が学べる＞
3) Tierney LM, Henderson MC. 2005 / 山内豊明（監訳）：聞く技術―答えは患者の中にある（下）．pp 307-314, 日経BP社, 2006. ＜浮腫患者に対して問診で何を聞けばよいのか項目を分けて説明している，ポイントをしぼった医療面接を勉強できる＞

（有田卓人・鈴木広道）

Case 29 よく噛んで味わおう

82歳女性，嚥下困難

症　例

　不安そうな顔をした82歳の女性が，同居の娘に付き添われて外来を受診した．昨日の夕食後から唾液が飲み込めず，喉が痛いとのこと．見ると，口腔内に唾液が貯留し，口数は少ない．バイタルサインは体温37.2℃，血圧128/85 mmHg，心拍96回/分と微熱を認めるのみ．身体所見では，咽頭発赤は目立たない．頸部正中に自発痛がある．

研 高齢女性の喉の痛みでした．食後から始まったと話していますし，魚の骨でも刺さったんじゃないですかね．痛いからそりゃあ唾も飲みにくいでしょう．そのうち取れると思うので，今日は対症療法で帰ってもらいます．

指 確かに骨が刺されば喉は痛いよね．骨というけど，食事歴は確認したの？

研 あー，先生は魚の種類が気になるんですね．しょうがない，確認してきますよ．

　　　　　　　　　　………………………

研 食事歴は，間食にたい焼き，夕食に天ぷら（れんこん，ししとう，なす）とわかめのみそ汁，ご飯でした．

指 とくに刺さりそうなものはないね．食後ということだけど，食直後？ それとも，しばらくしてから？ 発症は突然に？

研 本人が夕食後といってました．それ以上は聞いていません．

指 飲み込み始めができないのか，それとも飲み込んだら詰まるのか，わかる？

研 だから聞いていませんよ．魚の骨とか大したものじゃないと思ったし，あの患者さんあまり話してくれないんです．

指 …症状は嚥下困難だね．他の原因も疑って詳しくみてみよう．

　　　　　　　　　　………………………

　娘からも問診を行い，診察を再度行った．
　20時ごろに夕食を摂った．その30分後くらいに急に喉の左側が痛くなり（突

発かは不明），同時に唾も飲み込めなくなった．物が詰まった感じやむせ込みはない．夜は唾液が溜まるため眠れなかった．翌朝も，唾液は全く飲み込めず，頻回にぬぐっていた．飲水すると鼻から逆流した．既往に脳梗塞があり，左口角の軽度下垂と左半身不全麻痺はあるも不変．

診察では，構音障害はなく，嚥下困難以外に新たな神経学的異常は認めなかった．娘曰く，発症直後に「また脳梗塞ではないか．私はもうダメ」と話していたとのこと．

急性発症の嚥下困難．頭部CTでは異常なし．緊急MRIは不可．他に神経学的異常を伴わないことから，異物を疑って耳鼻科に喉頭鏡検査を依頼した．しぶしぶ同行した研修医は喉頭鏡検査の画面を見て驚いた．なんと喉頭の食道入口部に異物（れんこんの輪切り）を認めたのだ（**図1**）．なんとか鉗子で摘出し，症状は劇的に改善，飲水も可能となった．

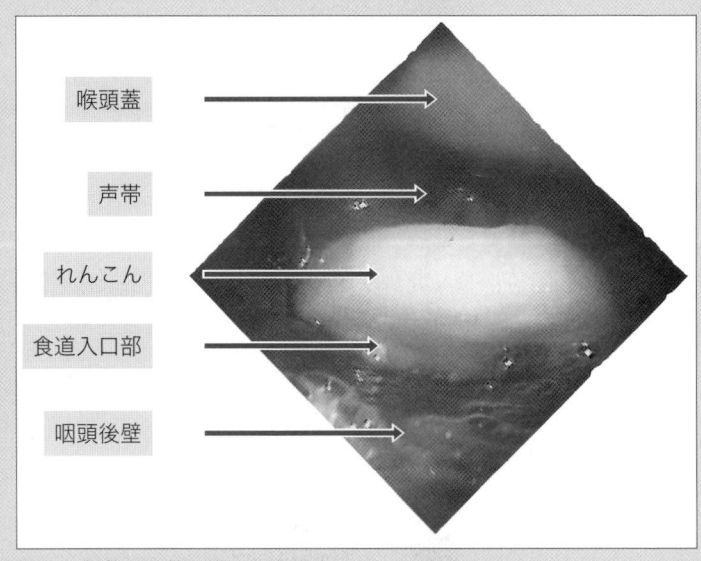

図1 食道入口部に認められたれんこん

表1 嚥下困難の鑑別診断

口腔咽頭性	神経筋疾患	脳血管障害, パーキンソン病, 脳幹腫瘍, 筋萎縮性側索硬化症, 多発性硬化症, 重症筋無力症, 筋ジストロフィー, アカラシア
	機械的閉塞	腫瘍, 椎骨棘, 急性喉頭蓋炎
食道性	運動障害	アカラシア, びまん性食道痙攣, 強皮症
	機械的閉塞	異物, 食道癌, 大動脈の偏位, 縦隔腫瘍, 食道狭窄(放射線, 薬剤性), 下部食道輪

解説

研修医は食後の痛みを重視して，魚の骨とアセスメントをしたが，問題は嚥下困難のほうであった．

嚥下困難は通常，嚥下時の咳や窒息感，喉から胸部の異常感覚を伴い，約80%の症例が病歴聴取のみで原因を特定できるとされる．嚥下を始めるのが困難(咳，窒息，鼻からの逆流)であれば口腔咽頭性に，嚥下の後に食物が止まる場合には食道性に分類される．さらに食道性嚥下困難では，嚥下困難なのが固形物のみならば機械的閉塞，液体と固形物両方であれば運動障害が疑われる．そしてそれぞれに**表1**のような鑑別が挙げられる．口腔咽頭性の最多の原因は脳卒中であり，緊急性の面からも見逃さないように注意が必要だ．また脳梗塞後の高齢者では嚥下機能低下症例が多く，食物以外に義歯(ブリッジなど)の誤飲もあり，窒息や縦隔炎へ進展すると致死的になるため，注意が必要である．本症例では，詰まったのが喉頭部であったため，異物にもかかわらず嚥下し始めが困難という非典型的な症状であった．喉頭異物は，見逃して気道閉塞に至れば重篤な転帰をきたす．その他，緊急性は下がるが食道癌も迅速に診断すべき疾患である．

このように，嚥下困難はさまざまな器質的疾患の症状となりうる．安易なごみ箱診断はしないように心がけよう．

診断

異物による嚥下困難

TIPS

★ 嚥下困難の鑑別は，口腔咽頭性と食道性に分類して考えよう！
★ 嚥下困難は病歴だけで8割の診断がつく．詳細な病歴聴取を心がけよう！

■文献
1) Spieker MR: Evaluating dysphagia. Am Fam Physician 61(12): 3639-3648, 2000. ＜嚥下困難の総説．診断のアルゴリズムに目を通しておこう＞
2) Tierney LM, Henderson MC: The patient history: Evidence-based approach. McGraw-Hill, 2005. ＜病歴聴取のバイブル．翻訳版もあり＞

（五十野博基）

---

column 20　「外に家族が待っていませんか？」

　よほど元気で自立した成人でない限り，患者が誰と一緒に来たかを確認するようにしている．家族の中には，なぜか受診する患者以外は診察室に入ってはいけないと思っている人がいて，こちらから声をかけない限り待合室で息をひそめていることがある．患者を病院に送り届けるとさっさと帰ってしまう家族もいる．

　いうまでもなく，家族は患者自身の次に最も大事な情報源である．患者の「運転手」「送迎係」に留めておくのはあまりにももったいない！

　まずは「今日，誰と一緒に受診したのか」を聞こう．そして家族が診察室の外で待っているなら，どんどん一緒に診察室に入ってもらおう（もちろん患者が希望しない場合は別だが）．必要だと思えば，今日は一緒に来ていなくても「次回の受診には一緒に来てくださいね」と頼んでおこう．そして家族にも堂々と診察室に入ってもらおう．

（小曽根早知子）

84歳女性，呼吸困難

Case 30 高齢者の非特異的症状の原因は？

症　例

　84歳の女性が息が苦しいと外来を受診した．話を聞くと，2週間くらい前から徐々に息苦しさや倦怠感が増悪してきているとのことだった．家族曰く「息苦しくてだるいみたいで，最近はあまり歩かないんです．気持ちも悪いと言って，食事量もいつもより減っています．あと，目の前が黄色いと言うんですよね」とのことだった．

　看護師がバイタルサインを測定したが，血圧は154/68 mmHgとやや高めで，脈拍が88回/分・整だった．SpO₂も96％と正常で，呼吸数も16回/分だった．

　担当した研修医は「増悪傾向の呼吸苦」とのことで，採血（心筋逸脱系酵素，BNP含む），心電図，呼吸機能検査，胸部X線をオーダーした．心電図では前胸部誘導でSTの低下を認めたが，心筋逸脱系酵素は上昇しておらず，循環器科へコンサルトしたが，心臓超音波上，虚血性心疾患を疑う所見は認めなかった．Dダイマーが軽度上昇していたため，最終的に胸部単純・造影CTまで施行したが明らかな肺塞栓症や大動脈解離を認めなかった．

　全く原因がわからず途方に暮れていたところ，点滴をしているうちに患者が「少し楽になったから帰りたい」というので，そのまま帰宅の方針となった．帰宅前に呼吸状態を確認したが，とくに異常所見を認めなかった．

――外来終了後――

研 呼吸困難の患者さんでした．呼吸器疾患と循環器疾患を考えたんですが，そもそもSpO₂も下がってないし，呼吸数も確認しましたが異常なかったんですよね．なんだったんでしょうか？

指 呼吸数を測ったのはよかったねえ．確かに，明らかな呼吸器疾患や循環器疾患は考えにくそうだね．そもそも"呼吸困難"は確かに症状にはあるけど，それがメインなのかな？

研 うーん，あ，そういえば全身倦怠感とか食欲不振がありますね．

指 そうだね．"呼吸困難"っていうと，呼吸器疾患，循環器疾患に目が奪われがちだけど，全身倦怠感とか食欲不振だと他の疾患も鑑別に挙がるよね．

ちなみに目の前が黄色く見えるっていうのは？
[研] これですか？　うーん，よくわからなかったです．初めて聞く症状ですし，あまり意味ないかなと思って…．
[指] 鑑別疾患を絞っていくのに，まず緊急性の高い疾患から絞るのは重要だよね．今回はそれはしっかりできていました．ただ，この患者さんみたいに，非特異的な症状からアプローチすると鑑別が膨大になってしまうよね．それよりは，「黄色く見える」みたいな特異的な症状からアプローチするのも1つの方法かな．
[研] わかりました．連絡して，明日もう一度来ていただきます．
[指] そうしましょう．

・・・・・・・・・・・・・・・・・・・・・・・・・

　翌日，再診した患者に詳細な問診を行った．体重減少はごく軽度で黒色便はなかったが，数週間前に動悸が出現したときに近医から内服薬が処方されていたことが判明した．薬の中身を確認すると，ジゴキシン(0.25 mg)だった．本人曰く，「食事は徐々に取れなくなったが，薬だけはきちんと毎日飲んでいた」とのことだった．
　採血でジゴキシン血中濃度を測定すると，3.2 ng/mLと高値を示しておりジギタリス中毒による諸症状と考えられた(表1)．心電図変化もジギタリス効果と考えられた．また，ジギタリス中毒を調べると症状に「黄視」と書かれていた．

表1　ジギタリス中毒の心電図変化のポイント

① 「洞結節以外に異常な興奮起源が出現すること」「房室伝導が障害されること」が，ジギタリス中毒の本態であり，どんな不整脈も出得る．
　　例) 心室性期外収縮(PVC)，洞性徐脈，房室ブロックを伴う心房頻拍(PAT with block)，心室性二段脈，接合部調律，さまざまな程度の房室ブロック，心室頻拍，心室細動など．
② ジギタリス効果と呼ばれるT波変化(平坦化や陰転)，QT間隔短縮，ST盆状降下，U波出現などは，長期間にわたるジギタリス使用でよく認められるが，ジギタリス中毒との関連はないとされている．
③ 心電図変化自体に典型的なものはないため，臨床症状から疑うことが重要．T波やST変化を認める症例においてジギタリス効果も考慮し，詳細な病歴，内服歴の聴取が必要である．

解説

　本症例は呼吸困難という主訴から各種検査を行うも、その場では診断には至らなかったジギタリス中毒の1例である。鑑別診断の立て方はさまざまであり、この研修医のように、緊急性の高い疾患をmust rule outとして除外していくスタンスは非常に重要である。

　一方で、非特異的な症状がメインの場合には、膨大な鑑別疾患が挙がってしまい、なかなか確定診断に至らないということもしばしば経験する。そんなときに特異的な症状からのsnap diagnosisは重要である。本症例では、黄視という特異的な症状を認めていた。黄視の原因となる疾患は限られており、白内障、軽度の硝子体出血、網脈絡膜炎、サントニン（寄生虫薬）・ジギタリス（強心薬）などの薬剤性が知られている。こちらからアプローチしたほうが診断に近づくのは早い。

　ジギタリス中毒は、高齢者の食欲不振の原因疾患としてしばしばみる疾患である。ジギタリス中毒による症状は、食欲低下、嘔気・嘔吐、下痢、腹痛などの消化器症状に加え、抑うつ・不眠などの精神症状や、黄視・緑視などの視覚症状がみられ、非常に多彩な臨床症状を呈する。

　低カリウム血症や低マグネシウム血症、高カルシウム血症などは、ジギタリスの薬理作用を増強することが知られており、ループ利尿薬やカルシウム拮抗薬、β遮断薬などはしばしば併用されていることが多いため注意が必要である[1]。

　とくに高齢者におけるジゴキシン使用には注意が必要である。ジゴキシン血中濃度の治療域は0.8〜2.0 ng/mLとされているが、低カリウム血症合併例などではこの治療域内でも中毒を起こしうる。近年、血中濃度を0.5〜0.8 ng/mL以下で維持したほうが心不全患者の予後は良かったとする報告[2]がある。また日本老年医学会では、75歳以上の高齢者に対するジゴキシンの投与量は0.15 mg/日未満にするよう推奨している[3]。いずれにしても高齢者に安易にジゴキシンを投与することは慎むべきであり、投与した場合には血中濃度の確認が必須である。また、高齢者の食欲不振や原因不明の視覚症状を認めた場合には、薬剤服用歴を確認することが重要である。

診断

ジギタリス中毒

T I P S

★ 主訴が複数ある場合には，より特異的な症状からアプローチを！
★ 高齢者の食欲不振，視覚症状ではジギタリス中毒を考慮！

■ 文献
1) 村川裕二：循環器治療薬ファイル―薬物治療のセンスを身につける．メディカル・サイエンス・インターナショナル，2003．＜循環器治療薬についての詳細な使用法や注意点が満載！＞
2) Rathore SS, et al: Association of serum digoxin concentration and outcomes in patients with heart failure. JAMA 289(7): 871-878, 2003. ＜EF45％以下の男性慢性心不全患者の場合，ジゴキシンの至適血中濃度は0.5〜0.8 ng/mLが最も死亡率が低く，0.9〜1.1 ng/mL群，≧1.2 ng/mL群では有意に死亡率の上昇がみられた＞
3) 日本老年医学会（編）：高齢者の安全な薬物療法ガイドライン2005．メジカルビュー社，2005．＜高齢者に対する薬物治療の指標を示したガイドライン＞

(矢吹　拓)

---

column 21　帰してしまった患者さんを呼び戻す法

　外来カンファレンスで症例呈示しているうちに指導医の顔色がサッと変わり，「先生，その患者，帰したの？　マズイね，すぐ呼び戻さないと…」というのは，外来での経験がそれほどないうちにはときどきみられる風景です．まあ，この時点で気がついたのは，気づかないよりははるかにマシ．とはいえ，その段階で，患者さんに電話してもう一度来院してもらうのはとってもバツの悪いものです．ただ，患者さんには素直に「その後，多くの医師で検討したところ，やはりよく診たほうがよいとの意見があったので，ご足労ですがもう一度いらしていただけませんか」といえばいいのです．たとえ，結果として何でもない場合でも，そういう経験をするような病歴や症状についてはずっと忘れないものですし，その「呼び戻し」経験は，いずれどこかで自分を助けることになるのです．

(松村真司)

88歳女性，食欲不振

Case 31 痛いなんて言ってなかったのに…

症 例

　普段，糖尿病で内服薬を処方されている88歳の女性が娘に連れられて診療所の外来にやってきた．今朝から食欲がないという．今朝から食欲がないくらいで来られてもなあ…と思いつつ，診察を開始した．

　娘曰く「昨日までは元気だったんですけど，今朝から急に食欲がないってぐったりしてるんです」．

　バイタルサインをとると，血圧124/68 mmHg，脈拍52回/分，SpO$_2$ 96％，体温37.2℃であり，診察上も特記すべき異常所見を認めなかった．糖尿病患者でもあり，血糖値を確認したが，随時血糖165 mg/dLと特記すべき異常を認めなかった．やや嘔気もあり，微熱もあったことから，「下痢はしていないものの胃腸炎の始まりでしょう！ 続くようなら血液検査や超音波，胃カメラなども考えましょう」とお話しして帰宅してもらった．

――外来終了後――

研 今朝からの食欲低下だって言うんですよ！ そんなにすぐ来られてもわからないですよね．

指 まあねえ．でもそれだけいつもと違うってことなのかもしれないよ．

研 そうですかねえ….

指 血糖値を測ったのはよかったよね．低血糖の可能性はあるし．でも，この人は本当に胃腸炎なのかなあ？

研 いやわからないですけど…，でも今朝からって言われてもわからないですよ(笑)．まあ続くようなら考えます！

指 ちょっと脈は遅いみたいだけど，普段はどう？

研 (しつこいなあ…)普段ですか…，ちょっと待ってくださいね．うーん…，普段は80～90回/分くらいですねえ．

指 新規に始まった薬はないよね？

研 β遮断薬とかはないみたいです．

指 高齢女性，糖尿病，食欲不振，徐脈…．すぐに患者さんに連絡して戻って

> もらいましょうか．
> 研 ？？？
>
> ....
>
> 指導医は呼び戻した患者にすぐに心電図を撮るように指示した．心電図にはⅡ・Ⅲ・aV_FのST上昇と洞性徐脈の所見を認め，下壁梗塞が疑われた．最寄りの救命センターに連絡し，初期治療を行いつつ加療目的に転院搬送となった．
>
> その後，救命センターから連絡があり，心臓カテーテル検査の結果，右冠動脈の完全狭窄による下壁梗塞の診断だった．

解説

本症例は，胸痛症状を伴わない心筋梗塞で，食欲不振と徐脈が診断の決め手になった症例である．

commonな疾患の典型例を覚えておくことは最も基本的で重要なことだが，commonな疾患の非典型例を押さえておくことも同時に重要である．とくに本症例のような心筋梗塞などの致死的な疾患の見逃しはできる限り避けたいところだ．とくに高齢者では疾患によらず典型的な症状を呈さない患者が多いことは覚えておく必要がある．

心筋梗塞症例430,000症例をレビューしたスタディにおいて，胸痛のない心筋梗塞は1/3にも及んだという報告がある[1]．胸痛のない症例では，呼吸困難，嘔気・嘔吐，動悸，失神などが主症状であり，① 女性，② 糖尿病，③ 高齢者，が胸痛のない症例のリスクファクターである．本症例でもこれらの条件はすべて当てはまるため，胸痛がないからといって心筋梗塞を除外することはできない．「胸痛のないこと」は診断の遅れ，治療の遅れにつながり，最終的に症状のある心筋梗塞と比較して死亡率を上げたとも報告されており[1]，典型的胸痛症例はもちろん，このような非典型例も見逃さないようにしたい．

また，とくに下壁梗塞では，徐脈や低血圧，消化器症状などの副交感神経過緊張に伴う症状が強く出ることがあり，Bezold-Jarisch反射と呼ばれる．これは，1867年にvon BezoldとHirtが報告した[2]古典的反射で，心臓の機械受容器の刺激により，迷走神経求心路を介する中枢性の交感神経抑制と副交感神経刺激が起こり，その結果，末梢血管の拡張と徐脈により血圧低下を生じる反射である．下壁には副交

感神経が豊富に分布していることが，下壁梗塞でこの反射が起こりやすい由縁である．本症例の徐脈や消化器症状もこの反射によるものが考えられ，覚えておいて損はない．

診 断

急性心筋梗塞（下壁梗塞）

TIPS

★女性，糖尿病，高齢者は胸痛のない心筋梗塞のリスクファクター！
★下壁梗塞のときの Bezold-Jarisch 反射を覚えておこう！

■文献
1) John GC, et al: Prevalence, clinical characteristics, and mortality among patients with myocardial infarction presenting without chest pain. JAMA 283(24): 3223-3229, 2000. ＜胸痛のない心筋梗塞のリスクが，女性，糖尿病，高齢者であることを示した心筋梗塞症例の 430,000 例のレビュー．症状がないことが，診断治療の遅れおよび死亡率の上昇に関連したことを示している＞
2) von Bezold A, Hirt L: Untevs. Physiol Lab Würzburg 1: 75-156, 1867. ＜1867 年に Bezold らが化学物質ベラトラムアルカロイドを静脈注射することで，低血圧・徐脈が起こることを観察した研究．これを Bezold-Jarisch 反射としている＞
3) 林寛之（編著）：日常診療のよろずお助け Q＆A 100―救急・外来・当直で誰もが出会う「困った」に経験とエビデンスで答えます！ pp 30-31, 羊土社, 2005. ＜急性心筋梗塞見落としのハイリスク群について解説している良書＞

（矢吹 拓）

column 22　高齢者のパンツは脱がせろ

　高齢者の腹痛，とくに女性の場合は閉鎖孔ヘルニア嵌頓のことがあります．認知症がある場合には，腹痛をはっきり訴えることができず，嘔吐，食欲不振，便秘，微熱，あるいは「何となく元気がない」のような症状で外来に現れることもあります．冬場はとくに何枚も着込んでいることもあり，腹部触診までたどり着いてもパンツを十分ずり下げることをしなかったがために，ヘルニアを見落とすことがあります．とくに高齢女性の腹部症状の場合，面倒くさがらずになるべくパンツを十分に露出できるところまで下ろして触診することが大事です．

（松村真司）

あとがき

　医学はあくまで不完全な学問である．どんなに科学が発展し，最高の医療設備のもとで，最も優れた医療スタッフが診療を担当したとしても，常に100％正確な診断がつくことはありえない．本書の冒頭から「帰してはいけない患者」をどのようにして見分けるかについてずっと書いてきて，最後にこんなことを言うのも何なのだが，結論は残念ながらこれである．
　それでも帰してはいけない患者を，私たちは帰してしまうことがある．

*

　私がレジデントだった1990年代には，外来カンファレンスなど，ほとんどの病院で行われていなかった．ある程度病棟や救急で経験を積んだあと，何のトレーニングもせずいきなり外来を任され，そしてほとんど何のフィードバックも受けずに診療にあたる医師が大多数を占めていた．そんな中，幸い私は外来研修を受けることができた数少ないレジデントの1人だった．外来カンファレンスで，その日診療した患者のプレゼンをしているうちに指導医の顔がみるみる険しくなり「お前は患者を殺す気か？　早く呼び返せ！」と言われ，青くなって電話をかけた経験．「先生が3日前にみた患者さんだけど実は…」とその後の経過を他の医師から聞かされた経験．さっきは歩いて帰った患者さんが，今度は救急車で搬送されてきたのを胸がつぶれそうな思いで受けたこともある．その中にはきわどいところで助けることができた人もいれば，残念ながら不幸な転帰をたどった人もいる．そんな苦い経験の数々は，いや，苦い経験だからこそ，今でも1例1例はっきりと思い出すことができる．恥ずかしながらその多くは，本書においても提示され，そしてこれまでいろんな書物の中で繰り返し指摘されているものである．
　私たちが診療する患者のほとんどは「帰してもいい患者」である．しかしその中には確実に「帰してはいけない患者」がいる．帰すかどうかは，最終的には私たちの判断だけで決まり，その判断のちょっとした誤りが，患者を救えるか否かの分かれ道になるのだ．
　診療所医師となった今は，基幹病院や高次機能病院を受診し「帰された患者」の診療にあたることもある．そして，時に「本当は帰してはいけなかった患者」に出会うことがある．その多くは，問診や診察が不十分なことが原因であるが，最後は担当した医師が持つ「この人は帰してはいけないかも」という感覚，すなわち臨床

における「第六感」を読み取る力の不足によるものではないか，と感じるのである．その感覚は，トレーニングとフィードバックを通じてしか，養っていくことはできないのだと強く思う．

そのために，本書の最後に，改めてここで言わせてもらいたい．

外来診療は，「帰してはいけない患者」を，帰してしまう危険性をはらんでいる．

だからこそ，外来診療トレーニングは，絶対に必要である．

＊

本書の執筆においては，多くの人たちの助けをいただいた．とりわけ第3章は，自分たちが経験した「帰してはいけない患者」について，外来カンファレンスの雰囲気をできるだけそのまま表現してもらうように執筆をお願いした．多忙な中，無理なお願いを快く引き受けてくれた，筑波大学総合診療グループ，独立行政法人国立病院機構東京医療センター総合内科，王子生協病院地域総合内科関連の先生たちには心よりの感謝を申し上げたい．また，随所に素敵なイラストを描いてくれたたむらかずみさん，放っておくとすぐ怠けてしまう私たちを牽引してくれた医学書院医学書籍編集部の安部直子さんにも感謝の意を捧げたい．もちろん，不義理を果たしてばかりの自分を常に暖かく見守ってくれる家族にも，心よりの感謝をここに記したい．

本書では，外来に臨む若い先生たちにその重要な「感覚」を伝えるために，できる限り「外来診療の現場感覚」を前面に出すことを優先し，あえて「お行儀悪く」書いた部分が多く含まれている．本書に関するご批判，ご指摘については，編者である前野・松村の責任において，甘んじて受けたいと思っている．

最後に本書を，未熟な私たちによって帰してしまった「本当は帰してはいけなかった患者さん」たちへ，心よりの償いの気持ちとともに改めて捧げたい．そのような患者さんが1人でも少なくなるように，わが国の卒前・卒後教育における外来診療トレーニングが今後さらに拡充していくことを，切に願う次第である．

松村真司

第3章 ケースブック 診断名一覧

Case 1 15歳男性, 歩行障害+尿閉　これって本当に熱中症?・・・・・・・ 88
　→ 感染後の急性散在性脳脊髄炎

Case 2 15歳女性, 胸痛+発熱　乙女の胸痛, それは恋?・・・・・・・・・ 93
　→ 急性心膜心筋炎

Case 3 24歳女性, 過換気　よくある過換気症候群だと思ったのに…… 98
　→ 糖尿病性ケトアシドーシス

Case 4 24歳女性, 発熱+嘔吐　胃腸炎はごみ箱診断・・・・・・・・・・ 102
　→ 左単純性腎盂腎炎

Case 5 25歳女性, 失神　女性をみたら… ・・・・・・・・・・・・・・・・ 106
　→ 子宮外妊娠

Case 6 28歳男性, 頭痛　あるものが見えない?・・・・・・・・・・・・ 110
　→ 三叉神経第1枝領域の帯状疱疹

Case 7 28歳女性, 嘔吐+体重減少　神経性食欲不振症の既往あり・・・・・ 113
　→ 胃癌(印環細胞癌)+神経性食欲不振症

Case 8 29歳女性, 腹痛+嘔吐　多忙な女性の腹痛は?・・・・・・・・ 117
　→ 劇症型心筋炎+うっ血性心不全

Case 9 30歳女性, 発熱+意識障害　月経中の発熱をみたら… ・・・・ 122
　→ 毒素性ショック症候群(TSS)

Case 10 36歳男性, 嘔気+眼の充血　バングラデシュ人は眼が赤い?・・・・ 126
　→ 閉塞隅角緑内障発作

Case 11 47歳男性, 腹痛+血尿　追っ払いたい酔っ払い・・・・・・・・・ 130
　→ 外傷性腎損傷

Case 12 51歳男性, 咽頭痛+発熱　咽頭痛でのどに所見がなかったら?・・・ 134
　→ 亜急性甲状腺炎

Case 13 58歳女性, 動悸+倦怠感　バイタルサインの異常は基本に帰ろう! 137
　→ 出血性胃潰瘍

Case 14 66歳男性, 嘔吐　だってみんなと一緒だし・・・・・・・・・・・・ 141
　→ 腸閉塞

Case 15 67歳男性, 歩行障害　はっきりしない脱力感・・・・・・・・・・ 145
　→ 橋本病

Case	内容	診断	頁
Case 16	67歳女性，咳　患者の自己診断を鵜呑みにして大丈夫？	→ 急性心不全	148
Case 17	69歳女性，頭部外傷　ちょっと一服，世間話でも	→ 集団一酸化炭素中毒	151
Case 18	70歳男性，頻脈　なんでドキドキ？	→ 肺塞栓症	155
Case 19	74歳男性，便秘　ただの便秘と侮るなかれ	→ 大腸癌	159
Case 20	75歳男性，発熱＋腰痛　ぎっくり腰なんでしょ？	→ 化膿性脊椎炎＋MSSA菌血症	162
Case 21	76歳男性，失神　本当に普通の便？	→ 虚血性腸炎	166
Case 22	77歳男性，肩こり　初めての肩こり？	→ くも膜下出血	170
Case 23	78歳男性，側腹部痛　いつもの尿路結石？	→ 腎梗塞	173
Case 24	78歳男性，発熱　ちゃんとみましたか？	→ 壊死性筋膜炎	176
Case 25	80歳男性，めまい　危険なめまい	→ 高カリウム血症による不整脈	180
Case 26	80歳女性，全身倦怠感　倦怠感だけじゃない	→ 尿路感染症	184
Case 27	82歳女性，嘔吐　頭部打撲による嘔吐？	→ 低ナトリウム血症による嘔気・嘔吐	187
Case 28	85歳女性，両下腿浮腫　思い込んだら，まっしぐら	→ 甲状腺機能低下症	192
Case 29	82歳女性，嚥下困難　よく噛んで味わおう	→ 異物による嚥下困難	195
Case 30	84歳女性，呼吸困難　高齢者の非特異的症状の原因は？	→ ジギタリス中毒	199
Case 31	88歳女性，食欲不振　痛いなんて言ってなかったのに…	→ 急性心筋梗塞（下壁梗塞）	203

索 引

数字

2 questions　8
5-killer chest pain　58, 94

欧文

A

ABCD
　──，アナフィラキシー　42
　──，意識障害　54
ACS：acute coronary syndrome　39
ADEM：acute disseminated encephalomyelitis　92
AIUEO TIPS　54

B

Bezold-Jarisch 反射　204
Blatchford スコア　66
BPPV：benign paroxysmal positional vertigo　50, 180

C

CAGE 質問　16
Centor score　134
COHb　153
coronary risk factor　18
creep 現象　135
Cushing 現象　48

D

D ダイマー　156
Diehr rule　64
dizziness　50
DVT：deep venous thrombosis　42

H

HBOT：hyperbaric oxygen therapy　153
Heckerling rule　64
HIV　40
Hutchinson 徴候　111

J・L

jolt accentuation　49

LQQTSFA　5, 58

M

Marcus-Gunn 瞳孔　56
MUS：medically unexplained symptoms　15
MSSA：methicillin-susceptible *Staphylococcus aureus*　163
MSSA 菌血症　164

N

neck flexion test　49
non-pitting edema　43, 193

O

OESIL risk score　108, 169
OPQRST　5

P

pitting edema　43, 193
POUND スコア　49
prediction rule，頸部リンパ節生検　41
presyncope　50, 52, 180

R

red flag sign　25

S

San Francisco syncope rule　107, 151, 169
Schellong 試験　50, 52, 139
SIRS：systemic inflammatory response syndrome
　　　46, 99
SJS：Stevens-Johnson syndrome　44
snap diagnosis　4, 201
SNOOP　48
somatization　15
stridor　38

T

TEN：toxic epidermal necrolysis　44
TIA：transient cerebral ischemic attack　107
TSS：toxic shock syndrome　123

V・W

vertigo　50
VINDICATE　12

Wells score　42, 156

和文

あ

アナフィラキシー　44, 62
アナフィラキシーショック　42
アルコール　54
アルコール依存　132
アルコール乱用　132
亜急性甲状腺炎　135
悪性腫瘍　40, 74, 80, 115
圧痕浮腫　43

い

インフルエンザ　122
医療面接　7
　——のバイタルサイン　30
胃潰瘍　138
胃腸炎　203

意識消失発作　167
意識障害　54, 122
溢流性尿失禁　82
一過性黒内障　56
一過性脳虚血発作　107
一酸化炭素中毒　84, 153
印環細胞癌　114
咽頭痛　38, 62, 134
陰性情報　6

う・え

うっ血性心不全　119

壊死性筋膜炎　178
嚥下困難　195
　——, 口腔咽頭性　197
　——, 食道性　197

お

黄視　200
嘔気　68, 126, 189
嘔吐　68, 102, 113, 117, 187, 189

か

カロリックテスト　50
下腿浮腫　192
下壁梗塞　204
化膿性脊椎炎　163
過換気症候群　85, 98
過量服薬　85
回転性めまい　50
開放型質問　6
解釈モデル　7, 160
外傷歴　76
外来診療の特徴　2
角膜損傷　128
肩こり　170
寛解・増悪因子　14
感染性胃腸炎　141
感動　8
鑑別診断リスト　4, 9

き

希死念慮　32, 34, 84, 115
起立性低血圧　52, 70, 139
疑似血尿　81
吸気性喘鳴　38
急性胃腸炎　102
急性咳嗽　64
急性冠症候群　39, 58, 68
急性喉頭蓋炎　38, 62
急性散在性脳脊髄炎　91
虚血性腸炎　168
胸痛　58, 93, 204
緊急性　19
緊張性気胸　58

く

クループ　38
くも膜下出血　171

け

ケトアシドーシス　68
下血　66
下痢　72
警告症状　25, 189
劇症型心筋炎　119
血尿　80, 130, 174
　——, 糸球体性　81
　——, 色調　80
　——, 非糸球体性　81
血小板減少症　44
結核　36, 40
結膜炎　128

こ

呼吸困難　62, 149, 199
甲状腺機能低下症　146, 193
虹彩炎　128
高気圧酸素療法　153
高齢者　32, 185
　——, ジゴキシン　201
　——, 発熱　178

し

シマウマ探し　18
ショック指数　66
ショックの鑑別　139
ジギタリス中毒　200
ジゴキシン　201
しびれ　78
子宮外妊娠　107
視野異常　56
視野狭窄　56
視野欠損　56
視力障害　56
自己診断　149
事前確率　7
持続時間, 症状　13
失神　52, 106, 166
失神性めまい　50
重篤性　19
小脳症状　76
消化管閉塞　68
情報収集　5
食道破裂　58
食欲不振　36, 203
褥瘡　176
心筋炎　119
心筋梗塞　204
心原性失神　53
心不全　149
身体化　15
神経性食欲不振症　113
神経調節性失神症候群　52, 168
深部静脈血栓症　42
腎盂腎炎　103
腎梗塞　174
腎損傷　131

す

スピード, 症状　13
頭痛　48, 110
　——, 最悪　49
　——, 増悪傾向　49
　——, 突然　49
髄膜刺激症状　171

せ

せん妄　85
精神症状　84
咳　64, 148
摂食障害　36
穿孔　68
全身倦怠感　32, 137, 184, 185
喘息　148

そ

増悪傾向　27
側腹部痛　173

た

体重減少　32, 34, 36, 113
帯状疱疹　44, 111
帯状疱疹後神経痛　111
大腸イレウス　160
大腸癌　160
大動脈解離　58
痰　64

ち

治療可能性　19
中枢性　68
中毒性表皮壊死症　44
腸閉塞　142

て

低血糖　54
低体温　54
低ナトリウム血症　190

と

トレンド，症状　13
吐血　66
糖尿病性ケトアシドーシス　34, 99
頭部外傷　151
洞性頻脈　155

動悸　60, 137
動脈閉塞　68
特異度　8
毒素性ショック症候群　123
突然発症(突発)　13, 48, 58, 173
　――，血尿　81
　――，しびれ　78
　――，腹痛，胸やけ　70
突発持続　27

に

尿失禁　82
　――の分類　82
尿閉　82, 88
尿路感染症　104, 185
尿路結石　74, 174
認知症　187

ね・の

熱中症　88
粘膜皮膚眼症候群　44

ノロウイルス　102, 141

は

バイアス　142
バイタル逆転　179
バイタルサイン　9, 27, 70, 181
パニック障害　84
パニック発作　61
馬尾症候群　74
肺血栓塞栓症　62
肺塞栓　58, 156
排尿困難　82
排便失神　168
橋本病　146
発熱　46, 93, 102, 122, 134, 162, 176
反復性　13, 29

ひ

ヒューリスティックバイアス　91

非圧痕浮腫　43
非器質疾患　15, 30
非進行性　30
病棟診療の特徴　2
貧血　52
頻脈　137, 155

ふ

不確実性　20
不整脈　60, 181
浮腫　42, 193
浮動感　50
腹痛　70, 130
腹膜炎　68, 160

へ

ペーパーバッグ法　100
扁桃周囲膿瘍　38
閉塞隅角緑内障　128
片麻痺　76
便秘　72, 159

ほ

歩行障害　76, 88, 145
発疹　44, 62

ま

慢性咳嗽　64
慢性腎臓病　180
慢性閉塞性肺疾患　149

む・め・も

胸やけ　70

メチシリン感受性黄色ブドウ球菌　163
めまい　50, 180
　——, 危険な　181
眼の充血　56, 126

問診　7

ゆ・よ

有病率　17, 19

予定外受診　28
陽性情報　6
腰痛　162
　—— の red flag sign　164
腰背部痛　74, 163
抑うつ　37

り

リスクファクター　28
リストカット　85
リンパ節腫脹　40
両下肢麻痺　77
良性発作性頭位めまい症　50, 180
臨床決断　5, 23
　——, 時間軸　20
　——, 侵襲　21